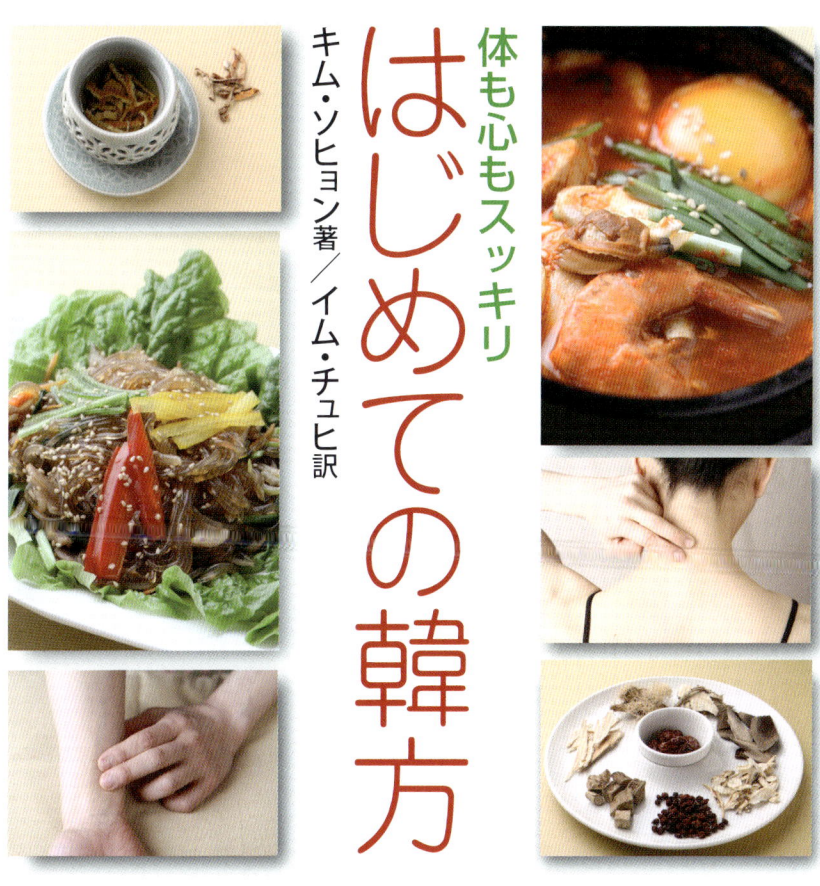

体も心もスッキリ

キム・ソヒョン著／イム・チュヒ訳

はじめての韓方

コモンズ

暮らしと韓方

　古代より、韓方(ハンバン)医学は韓国の伝統医学として、病気の治療だけでなく、健康管理や美容にも用いられてきました。それは、人びとの「衣」「食」「住」に現在も大きな影響を与えています。韓国人にとって、韓方は日常生活そのものなのです。

　日本のみなさんにも、韓方医学のよさをぜひ知ってほしいと、私は思います。そこで、韓方に興味をもっていただき、毎日の暮らしで活用できるように、韓方の基礎から実践までを、ていねいに紹介しました。

★撮影協力／韓国家庭料理　Korean Dining KOSARI TOKYO

韓方食材

韓国では、病気の予防や治療のため、天然の韓方材料を混ぜ合わせて使います。時代が変わったとはいえ、私たち人間の体は変わっていません。ですから、数百年前の処方箋でも高い効果を得られるのです。韓方医学には、数百年の歴史をもつ名処方箋がたくさんあります。

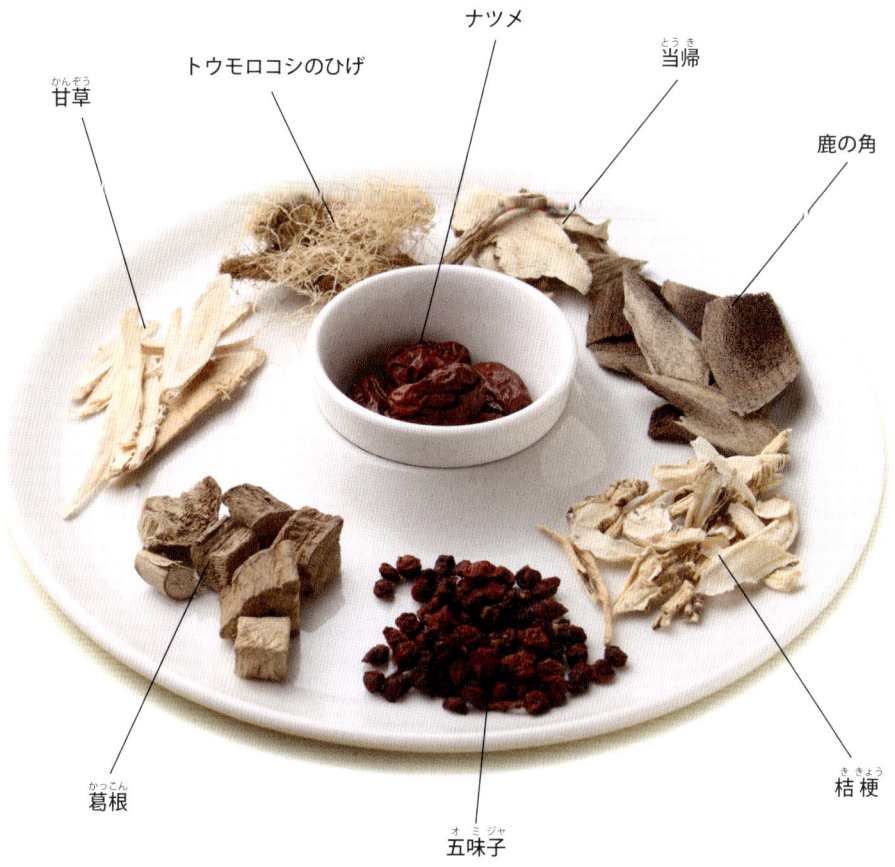

甘草（かんぞう）
トウモロコシのひげ
ナツメ
当帰（とうき）
鹿の角
葛根（かっこん）
五味子（オミジャ）
桔梗（ききょう）

体によい食べもの

　韓方医学では、何を食べるかを重視します。意識して摂り入れたい食べものを紹介しましょう。

　たらの芽は、寝起きが悪かったり、何となく元気がない人に効果的。昆布は無機質の宝庫で、ヨード、カルシウム、カリウムなどが豊富です。新陳代謝を活発にし、老廃物を排出させるはたらきがあり、生活習慣病に効果があります。味噌は良質なタンパク質を含み、肝臓の機能を強化し、解毒作用もあります。クコの実は強壮剤や解熱剤です。ニンニクは食欲不振、保温、抗菌、精神安定、利尿、神経痛に効果的。さらに、血液の循環を促進し、免疫機能を強化し、血中のコレステロールを下げるので、動脈硬化や高血圧を抑制します。

　そのほか、胚芽米、つる人参、クルミや松の実などの堅果類、緑茶も、体によい食べものです。

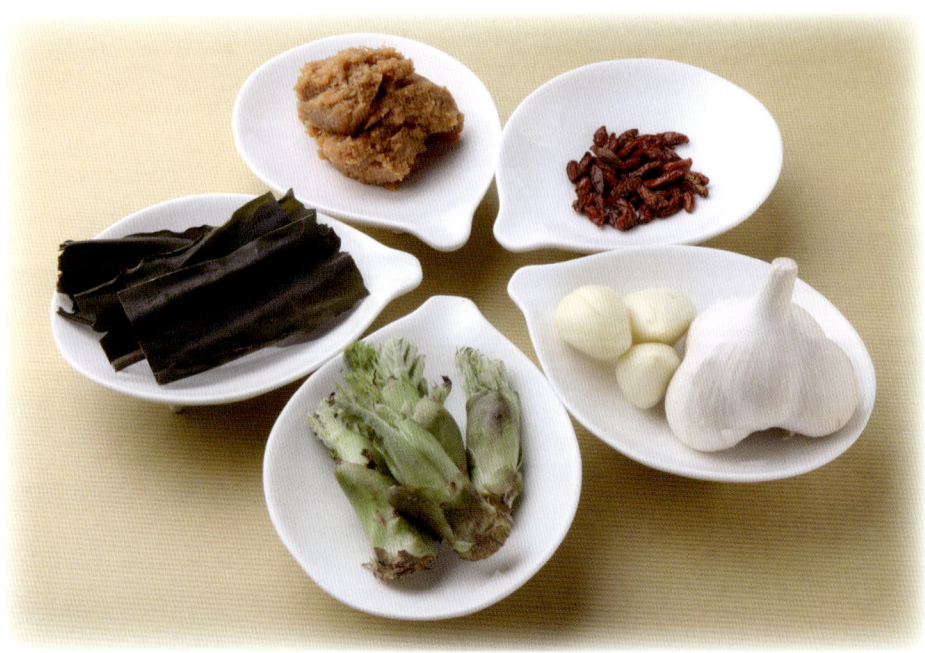

体によいとされる食べもの。手前から時計回りに、たらの芽、昆布、味噌、クコの実、ニンニク。

薬食同源

　韓方医学の象徴は「薬食同源」。食べものと薬は根源が同じという意味です。人間は食べものを摂取してエネルギーを生産し、体を動かします。ですから、これまで何を食べてきたかによって、健康状態が変わるのです。韓方では、昔から何を食べるかに重点をおいてきました。

　また、「身土不二」という言葉もあります。これは、人間の身体と土は別々ではなく一体という意味です。昔から人間は、自分の住んでいる土地で穫れた作物や、生息する動物を食べてきました。その結果、それぞれの環境に適応し、その環境に合った体質をつくってきたのです。輸入食品に囲まれているいまこそ、地元の食べものを見直してみましょう。

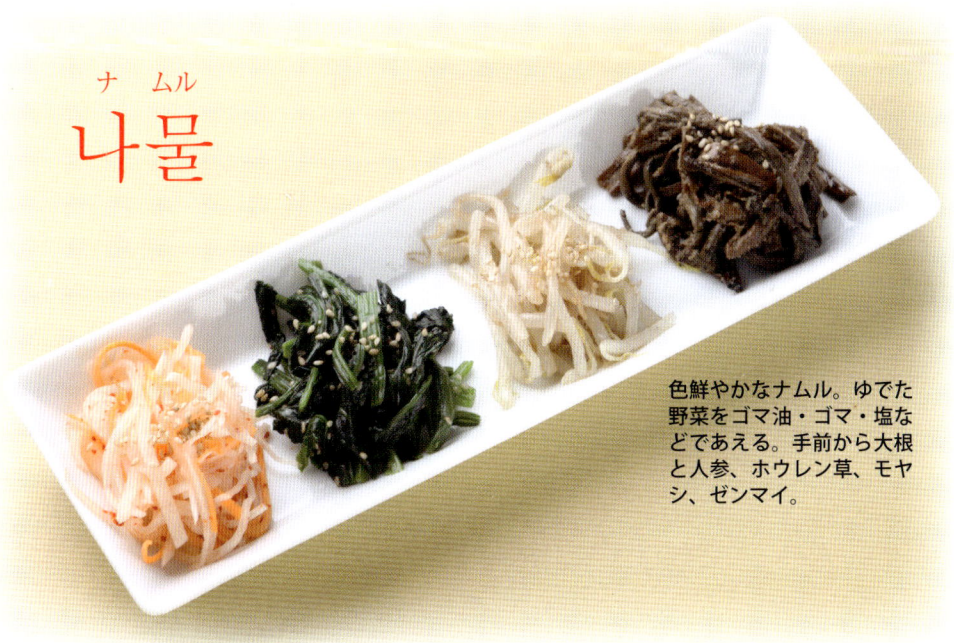

나물 (ナムル)

色鮮やかなナムル。ゆでた野菜をゴマ油・ゴマ・塩などであえる。手前から大根と人参、ホウレン草、モヤシ、ゼンマイ。

　韓方医学では、食べものの5つの色と5つの臓器から、食べものと健康との関連性を考える。黒色は排泄器官である腎臓と膀胱、生殖器に、緑色は貯蔵・合成器官である肝臓に、黄色はおもに消化器官である胃腸に、白色は呼吸・排出器官である肺と消化器官である大腸に、赤色は循環器官である心臓と消化・吸収器官である小腸に、それぞれ効果がある。

キムチ
김치

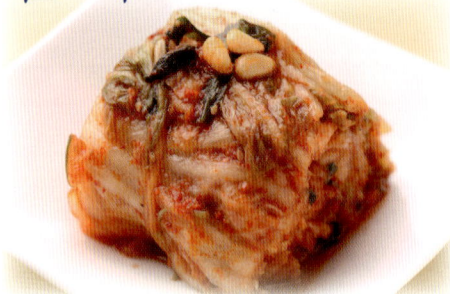

日本でもお馴染みの白菜キムチ。豊富に含まれるビタミン類は、新陳代謝を活発にし、老廃物を排出させる。

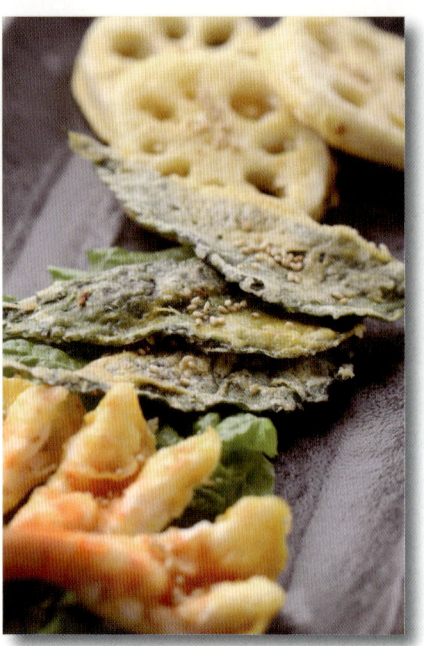

ジョン
전

3種のジョン。溶いた卵の黄味に素材をくぐらせて焼いたおかず。野菜ぎらいの人でも食べやすい。手前から、エビ、エゴマの葉、レンコン。エゴマの葉にはアレルギーを予防する効果があるといわれている。

サムゲタン
삼계탕

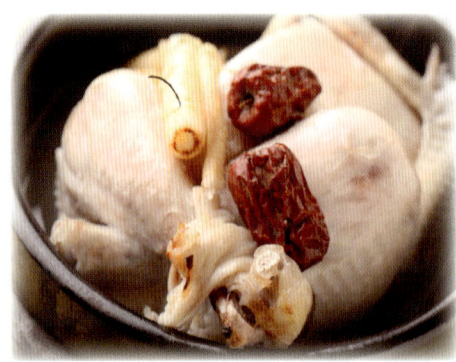

韓国では滋養強壮食として有名。若鶏のお腹の中に、高麗人参やナツメなどの韓方食材、もち米などを詰め込み、やわらかく煮込む。

カクトゥギ
깍두기

カクテキ。大根のキムチ。発酵食品の代表キムチは、栄養分を消化しやすくし、腸内の善玉菌を増やす。

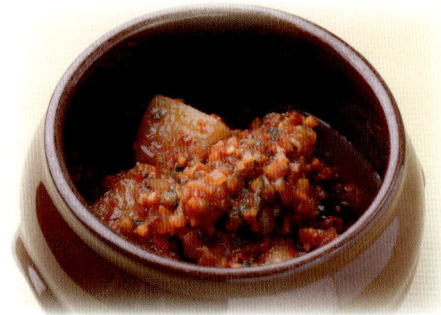

잡채
チャプ チェ

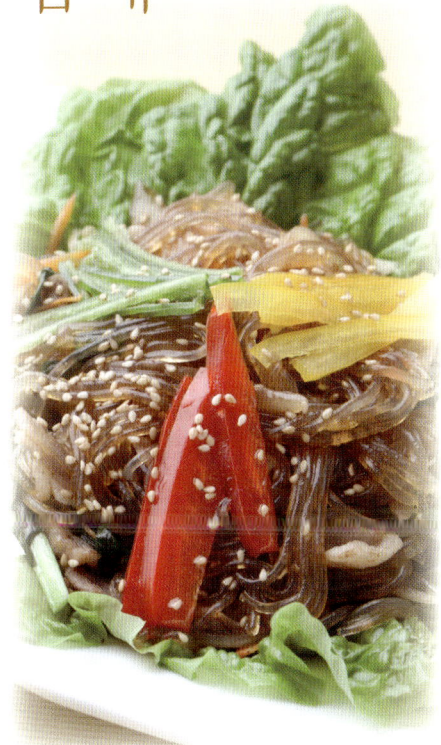

はるさめ炒め。ゴマ油であえてあるので風味がよく、老若男女に人気。ゴマ油に含まれるセサミンは生活習慣病を誘発しやすい活性酸素を取り除き、臓器の機能を高める。

찌개
チ ゲ

韓国では毎食のように食べられている、魚介類や野菜を入れてグツグツ煮込んだ汁物。唐辛子に含まれるカプサイシンによって、脂肪が燃焼しやすくなり、ダイエットに効果的。

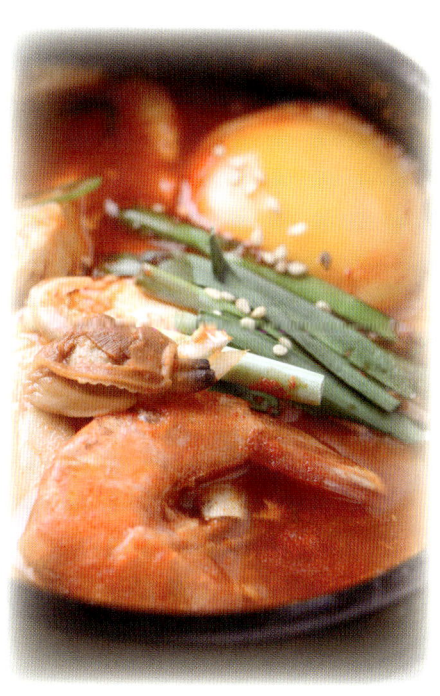

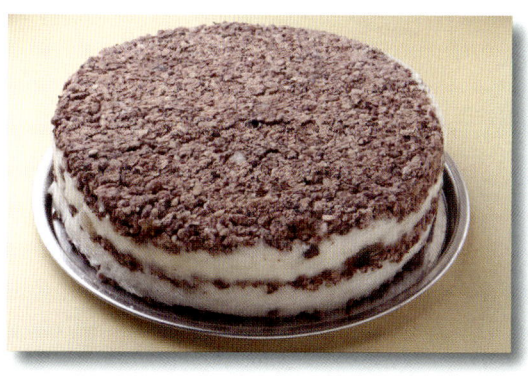

팥시루떡
パッ シ ル トク

小豆を使った、薄い塩味のもち。小豆に含まれるビタミンB_1は、疲労回復に効く。解毒作用もあるので二日酔いにもよい。韓国では引越しの際、隣近所にふるまう。

韓国伝統茶

韓方食材で作ったお茶。韓国では昔から、緑茶以外にも韓方や果物を素材にしたお茶がありました。これらの伝統茶を体調や季節の変化に合わせて飲むと、体調の改善に役立ちます。

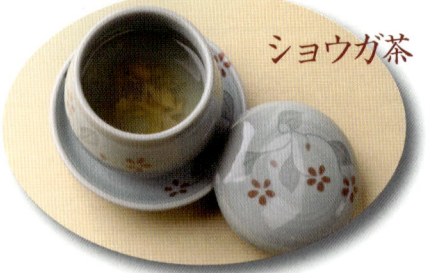

ショウガ茶
体を温めるので、冷えの防止によい。

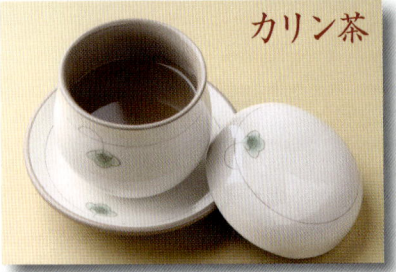

カリン茶
のどに効くやさしい味。

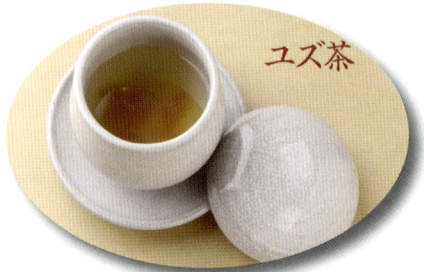

ユズ茶
日本でもお馴染み。香りがよく、疲労回復に効果がある。

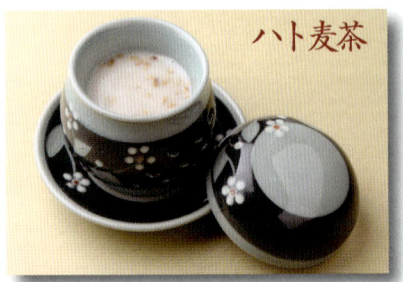

ハト麦茶
健康茶として人気が高い。肌荒れ、むくみ、便秘に効果的。

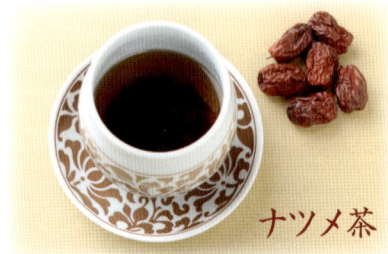

ナツメ茶
体によいナツメは、サムゲタンなどにも使われている。

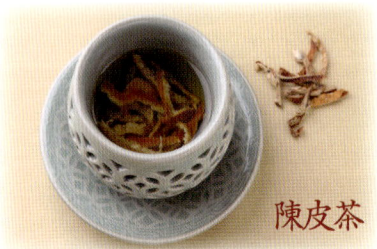

陳皮茶
陳皮(ミカンの皮)を乾燥させてお茶にする。発熱、せきに効果的。

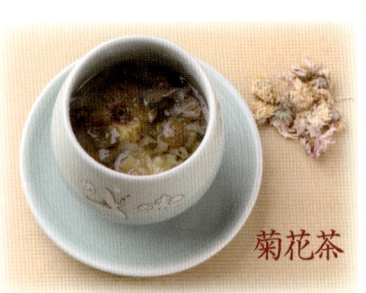

菊花茶
よく飲まれている健康茶。菊の花は韓方食材としてお馴染み。

CONTENTS

プロローグ **韓方医学に関心のある日本のみなさんへ** 5

Lesson1 韓方入門 8
基礎からわかりやすく教えます

1 漢方じゃなくて「韓方」？ 8

2 現代医学と韓方医学との違いって？ 8
　主体は患者さん、医師は協力者 8
　「気」と「血」の流れを重視 10
　韓方医学は「陰陽の調和」 10

3 韓方医学の基本「陰陽の理論」とは？ 12
　すべては二面でできている 12
　体にも「陰」と「陽」がある 14
　東医宝鑑ってなあに？ 16

4 韓方医学で使われる言葉を学ぼう 17
　脈 17 ／ 経絡と経穴 18 ／ 針 20 ／ 灸 20
　韓方薬 21 ／ 韓方茶 22

CONTENTS

5 診察方法について教えます！ 22
  望診 23 ／ 聞診 24 ／ 問診 24 ／ 切診 24

6 個人の「体質」に合った診療って? 25
 「体質」の重視 25
 性格も大切にする 26
 体質に合った生活が健康によい 27

7 薬食同源と身土不二 28
 健康と食べものの密接な関連 28
 身土不二から離れた現代人 29
 食品成分の分析だけでは不十分 30

8 何を食べると健康になれるのか 31
 欠かせない9つの食べもの 31
  胚芽米 31 ／ 味噌 31 ／ たらの芽 32 ／ つる人参 32 ／ ニンニク 33
  枸杞子(クコの実) 33 ／ 堅果類 33 ／ 昆布 34 ／ 緑茶 34
 食べものの色に気を配ろう 34
  黒色の食べもの 35 ／ 緑色の食べもの 36 ／ 黄色の食べもの 36
  白色の食べもの 36 ／ 赤色の食べもの 37

CONTENTS

9 いま注目のデトックス *37*
　悪いものを除去する健康法 *37*
　健康と美しさが同時に手に入れられる *38*
　毒素がたまったときにあらわれる症状 *39*
　新陳代謝の過程で発生する３つの毒素 *40*
　　瘀血 *41* ／ 痰飲 *41* ／ 水毒 *42*
　デトックスとは「清」と「快」 *42*

Lesson2　四象体質チェック *44*
自分の体質を知ろう

1　四象医学とは？　四象体質とは？ *44*

2　あなたは何体質？ *46*

3　体質別・体と心の解説＋暮らしのアドバイス *50*
　太陽人のあなた *50*
　〈コラム〉体質別スキンケア *57*
　太陰人のあなた *58*
　少陽人のあなた *68*
　少陰人のあなた *76*

CONTENTS

Lesson 3 韓方実践 84
体も心もスッキリ！

1) 体の症状編 86

頭痛 86 ／ 目の疲れ 87 ／ せき 88 ／ のどが痛い 89
カゼ 90 ／ めまい 91 ／ アレルギー性鼻炎 92
胃が痛い 93 ／ 腹痛 94 ／ 吐き気・嘔吐 95 ／ 下痢 96
低血圧 96 ／ 高血圧 97 ／ 二日酔い 98 ／ 便秘 99
体がだるい、疲れやすい 100 ／ 食欲不振 100 ／ 肩がこる 101
口内炎 102 ／ 口臭 102 ／ アトピー 103 ／ 腰痛 104
ひざが痛い 105 ／ 肥満 106 ／ 貧血 108 ／ 生理不順 109
更年期障害 110 ／ 尿失禁 111 ／ 冷え性 112

2) 心の症状編 114

ストレス 114 ／ うつ 115 ／ 不眠症 116 ／ 自律神経失調症 117

プロローグ　韓方医学に関心のある日本のみなさんへ

　韓国の歴史ドラマ『宮廷女官チャングムの誓い』や『ホジュン』が日本でもヒットし、自然と韓国伝統の医学である韓方医学に対する日本の人たちの関心も高くなってきたようです。しかし、いまの日本には、韓方医学に関する正確な情報を伝える媒体はありません。ドラマをとおした限定された情報だけが伝わって、韓方医学について間違った認識をされているのではないでしょうか。
　韓国人にとって、韓方医学は日常生活と同じといっても過言ではありません。
　韓方医学は、韓国の伝統医学として数百年前から病気の治療や予防、健康管理、そして美容に用いられ、韓国人の衣、食、住に大きな影響を及ぼしてきました。最近は世界的にウェルビーイング(体と心の健康)に対する関心が高まり、さまざまな方面で韓方が注目を集めています。とくに、スキンケアやダイエットなどに韓方的な考えが反映され、女性には韓方化粧品や韓方クリニックが人気です。
　病気にかかったとき、現代(西洋)医学では病気の原因であるウィルスや腫瘍を科学的・機械的な施術によって取り除きます。しかし、韓方医学では病気の原因になるウィルスを直接除去しようとは考えません。体が自らウィルスを除去し、病気に勝てるような力をつくりだそうとします。単純に異常のある部分だけを治療するのではなく、体全般、五臓六腑の崩れたバランスを取り戻すのです。その結果、病気の再発を防ぎ、また未然に予防します。
　このように、韓方医学は患者自らが主体的な役割を担えるように支援し、薬や手術という対症療法に頼らない、人間を中心とした医療です。

韓国では、その考え方が古くから人びとの生活に浸透してきました。

私はいま、韓方医学によって健康に暮らしています。しかし、大学に入学したころは、受験のストレスでずいぶん太っていました。そこで、さまざまなダイエットを試したものの、ことごとく失敗。そんなある日、髪が大量に抜けてしまいました。円形脱毛症です。

無理なダイエットは家族にも知れ、韓方医である父の診察を受けました。父がおこなったのは、針治療と、私の体質(Lesson2 参照)を見極めたうえでの日常生活のアドバイスです。その結果、3 食きちんと摂っているにもかかわらず、体が軽くなり、心に「気」がみなぎってくるのがわかりました。そして、髪の毛がまた生えだしたのです。私の体質は改善され、心身ともにすっかり健康になりました。

その後「ミス・コリア」に選ばれたとき、韓方医学のおかげと心から感謝したのは、いうまでもありません。誰でも、自分の体質に合う食生活を心がけ、体を自分でケアすれば、健康な状態を保てるはずです。

この本では、韓方医学を知らない日本のみなさんが日常生活のなかで活用できるように、興味をもてるように、初歩からわかりやすく説明していきます。

Lesson1 では、韓方の重要な柱となる「陰陽(いんよう)」の理論を中心に、現代医学との違いを明らかにしました。韓方特有の言葉についても、ていねいに解説しています。Lesson2 では、まず四象(ササン)体質チェック(46〜49ページ)表で、あなたの体質を見つけてください。それぞれの体質ごとに、性格、かかりやすい病気、合う食べ物や韓方茶、おすすめの運動などについて詳しく述べています。Lesson3 では、頭痛や肩こり、不眠症など、現代人がかかりやすい体と心の不快な症状を取り除く方法を、ツボ押しと暮らしの見直しを中心に紹介しました。

なお、この本を読むにあたって、以下の点に注意してください。

まず、韓方医学は、現代医学のような科学的データに基づいた医学ではありません。韓方医学は数百年にわたり、おもに口承によって代々受け継がれてきました。

　たとえばLesson2やLesson3で、症状ごとにどんな食べものが効果的かを述べています。これは、その食べものに含まれる成分が効くことが科学的に証明されているというよりは、長年の経験によるものです。実際、症状が同じでも、体質によっては同じ食べものがまったく合わない場合もあります。科学的データが述べられていない部分も、長年の経験から正しいと判断されている内容なので、安心して取り入れてください。

　また、各体質を調べる質問では、答えやすいように代表的な特徴をあげています。それ以外は、四つの体質別に、体の特徴や典型的な性格などの項に書きました。それらも参考にしながら、あなたの体質を見極めましょう。

　そして、なじみのない韓方医学の用語についてはルビを振り、解説を加えました。

　なお、Lesson3で紹介しているツボのマッサージ(ツボ押し)の効果は人によって異なります。

2009年10月

キム・ソヒョン

Lesson1 韓方入門

基礎から
わかりやすく教えます

1 漢方じゃなくて「韓方」?

　みなさんがよくご存知のように、「漢方」は代表的な東洋医学です。日本では、中国から入ってきたと一般に考えられているようですね。韓国でも長い間、「韓方」ではなく、「漢方」と書かれてきました。

　けれども、「漢方」の「漢」とは、ある特定の国のことを指しているわけではありません。たとえば、銀河が「河漢」や「銀漢」ともいわれるように、「漢」には「宇宙の中央」という意味があります。「地球に存在する人類、あるいは宇宙の理知(理想と知恵)という壮大な概念をもつ医学」という意味として、「漢方」という字であらわされてきたのです。

　一方、韓半島(朝鮮半島)では、韓国人の体質や病気に合った韓国の伝統医学であることを重視して、1986年から「韓方医学」「韓医学」と呼ばれるようになりました。この本では「韓方医学」という言葉を使います。

2 現代医学と韓方医学との違いって?

●主体は患者さん、医師は協力者

　本来、医学の中心は患者さん自身であるはずです。病気になるのも、回復できるのも、患者さんの体の中で起こる現象だからです。現代(西洋)医学の場合、患者さんの体を「一種の戦場」と考えています。強い効果のある薬を使って、病気の原因と戦わせるのです。

　それに比べて韓方医学は、病気の原因と戦う主体は患者さんであり、医者は間接的に支援する、という立場をとっています。「韓方医は、患

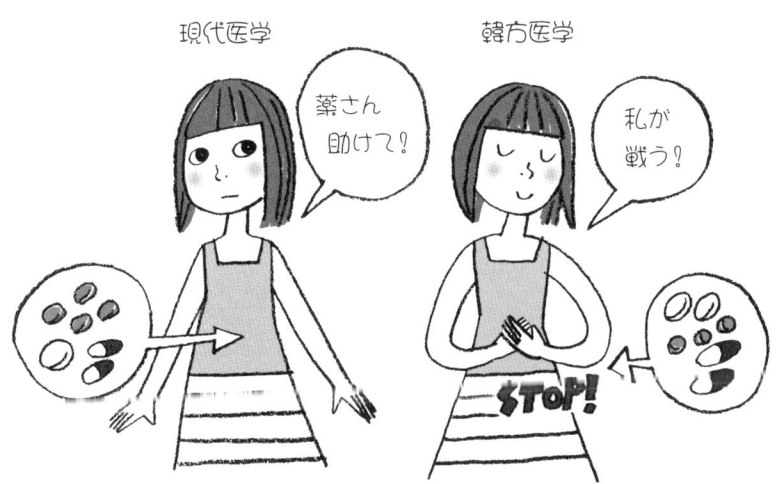

者さんが主体となって病気と戦えるように助ける協力者である」——それが「韓方の精神」です。

　現代医学でも、韓方医学でも、健康なときと不健康なときの「体調の違い」に敏感でなければなりません。そのため、「特別な兆候」に注目します。たとえば、せきをする、尿に血液が混じるなどのわかりやすい症状はもちろん、疲れやすくなったとか、頭が重いとか、あるいは生活環境が変わったときの微妙な変化も大切です。そして、具体的にどのような症状があらわれたのかを突き止め、その原因を究明しなければいけません。

　どのような症状であれ、それがあらわれた体の部分を第一に考えるのが現代医学です。その症状に合った薬を処方したり、原因となる部分を除去する手術をおこなったりします。たとえば、ウィルス性の病気によって高熱に苦しむ患者さんには抗生物質の投与が、盲腸には手術が、効果的です。韓方医学は、抗生物質や手術といった方法はとらないので、そ

韓方入門
基礎から
わかりやすく教えます

ういう病気に対しては「弱い」といったほうがよいでしょう。
　しかし、特別な兆候もなく、体質が原因で何らかの症状が起きた場合や、薬などの対症療法ではなく根本的な治療を必要とする病気に関しては、現代医学は限界があるといわざるをえません。

●「気」と「血」の流れを重視
　韓方医学では、人間の生命や活動を持続させるために不可欠で基本的なエネルギーを「気」、エネルギーを維持させるために全身に酸素、栄養分、熱を供給し、老廃物を排出する液体を「血」といいます（現代医学の血）。したがって、「気」と「血」すなわち「気血」の流れの異常は、体のどこかが病気になったことを示しているのです。逆に、「気血」のスムーズな流れは「健康」を意味します。

●韓方医学は「陰陽の調和」
　不妊で悩む患者さんの例をあげて、話しましょう。
　不妊で苦しんでいた多くの人たちは、著しく発展した現代医学の不妊治療によって、赤ちゃんを授かることができるようになりました。しかし、それでも限界にぶつかる場合も多くみられます。子宮に特別な問題がなく、生理痛もないのに、妊娠できない。現代医学的に検査をしても、治療をしても、妊娠できない。ところが、韓方医学の処方を用いると、妊娠できる場合があるのです。
　現代医学で解決できないとき、韓方医学はどう対応するでしょうか。不妊の場合、最初は現代医学と同じです。まず精子と卵子の健康に、次に子宮の健康に、注目します。精子と卵子がいっしょになる場所が子宮である、ということは共通認識です。妊娠し、胎児の健康を維持するためには、子宮の環境を快適に保たなければいけません。ですから、現代

医学も韓方医学も、清潔な子宮や産道などの物理的な環境に注目します。

しかし、韓方医学の一番の特徴は、女性と男性の「気の流れ」と「気の調和」の重視です。物理的な環境ではなく、「陰陽の流れ」と「陰陽の調和」という抽象的な環境をより大切に考えます。妊娠を単に精子と卵子の結合ととらえるのではなく、「陰の気」と「陽の気」の結合と考えるのです。

「陰の気」と「陽の気」がお互い調和できるのか——。その観点からみると、私たちの体は「気」の入っている「器」ともいえるし、「気」が出入りして循環する「通路」ともいえるでしょう。

陰陽の理論からすると、「陰の気」が多すぎると子宮や産道が湿り、「陽の気」が多すぎると乾きます。そして、不純物が多いと、「気の流れ」が悪くなるのです。また、「陰の気」が弱いと「陽の気」を引っ張る力が弱くなり、結合する力が弱まります。

かなり抽象的に聞こえるでしょう。ただし、これが韓方医学的な考え方です。実際、こうした抽象的な論理をもとにして、数多くの現代医学では解決できない難題がクリアされてきました。不妊で悩んでいる方は韓方医に自分の体質を診てもらい、体質に合った韓方処方や針を試してみてください。

私たちの体

気の入っている「器」であり、気が出入りする「通路」である

韓方入門
基礎から
わかりやすく教えます

　もう一例あげましょう。ひどいフケで3年間も悩んでいた日本人の患者さんです。社会的に重要なポジションにいるその患者さんは、有名な皮膚科はすべて訪ねるほど苦しんでいました。フケが目立たないように、白い衣類だけを着ていたそうです。頭皮の専門的な皮膚組織の検査や、それに合った治療を続けましたが、治りません。
　韓方医学では、フケに対する独特な処方があります。頭皮は肺と密接な関係があるため、肺に問題が生じると症状が肌にあらわれると考えるのです。その患者さんの場合は頭皮にあらわれたのだと、私は思いました。そこで、彼の体質に合った韓方処方と針で肺の毒素を除去しました。すると、3年間にわたって苦しんできたフケの症状が、15日ほどで治ったのです。
　その患者さんが治療を受けていた皮膚科医より私のほうが優秀だ、といっているわけではありません。現代医学より韓方医学のほうが効果的な場合もあるといいたいだけです。そして、現代医学と韓方医学がもっと補い合う関係になれば、さらによい効果があらわれると思います。

3　韓方医学の基本「陰陽の理論」とは？

●すべては二面でできている

　みなさんは、昼間におこなうプロポーズと、月夜におこなうプロポーズで、成功率が高いのはどちらだと思いますか？
　予想できるでしょうが、明るい昼間よりムードのある月夜のプロポーズに女性の心は揺れるものです。それは、女性は月の影響を大きく受けるからでもあります。女性の生理が「月経」といわれるのも、月の周期と一致しているからです。漢字の意味は「毎月の道」ですが、韓国では

Lesson1

昔は「月経」のことを「月遊びをする」と表現していました。

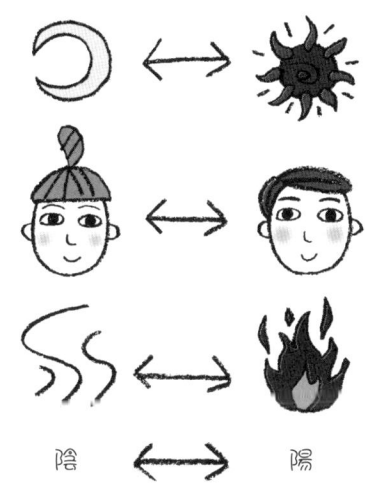

　宇宙と人間の体は密接につながっているとみなすのが韓方医学です。女性は「陰」ととらえ、月の影響を受けるので直感的であり、男性は「陽」ととらえ、太陽の影響を受けるので理性的と考えます。そして、「陽」は「動」であるため熱くて明るく、「陰」は「静」であるため冷たくて暗いととらえられてきました。

　宇宙は一つであるのに、宇宙に存在するすべてのものは、お互いまったく違う面をもっています。その二つの面が「陰」と「陽」です。たとえば、地と天、月と太陽、海と陸、夜と昼、寒さと熱さ、女と男、精神と肉体、死と生、下と上、内と外、静と動、水と火、吸い込む息と吐き出す息、暗闇と明るみなどのように……。

　しかし、「陰」と「陽」は絶対的な概念ではありません。相対的な概念です。表面があるからこそ裏面があり、天があるからこそ地が存在するのと同じと考えてください。

　「陰」と「陽」は対立したり、制約したり、合わさって発展したり、変化したりします。どちらかが強くなってしまうと、バランスがとれなくなるからです。暑い真夏(「陽」=熱)によく起こる夕立(「陰」=冷)も、バランスをとるためと考えられますね。季節でたとえれば、春と夏の「あたたかさ」が、秋と冬の「冷たさ」を抑制します。

韓方入門
基礎から
わかりやすく教えます

●体にも「陰」と「陽」がある

　この「陰」と「陽」のもっとも代表的な例は、女と男です。人間は女と男で構成されています。すでに書いたように、女性は「陰」、男性は「陽」。ただし、「陽」である男性の体でも、上半身は「陽」ですが、下半身は「陰」なのです。すべてが「陰」と「陽」に分かれていて、どちらか一つということはありえません。

　たとえば、胸や腹がある体の前の部分は「陰」であり、背中のある後ろの部分は「陽」です。一方で、上にある胸は「陽」であり、下腹部は「陰」です。したがって、胸は「陰の中の陽」であり、下腹部は「陰の中の陰」になります。

　また、体の外側にある頭と足は「陽」であり、体の中にある男性の性器や女性の子宮は「陰」です。しかし、「陰」である男性の性器は、「陰の中の陽」でもあります。なぜなら、男性の性器は外に出ているためです。反対に女性の性器は、体の中に位置し、子宮も体内に入っているため、「陰の中の陰」となります。

　昔から男性の性器は冷やし、女性の腹(すなわち子宮)は温めなさいといわれてきました。「陽」は熱い性質をもっているので、冷たいものを好み、「陰」は冷たい性質をもっているので、温かいものを好みます。したがって、「陰の中の陽」である男性の性器は冷やし、「陰の中の陰」である女性の子宮は温めなければいけません。

　「頭寒足熱」も同様の考え方です。体の外側にある頭と足は「陽」ですが、上半身にある頭は「陽の中の陽」、下半身にある足は「陰の中の陽」になります。そこで、頭は冷やし、足は温めたほうがよいのです。

　こうした考えに基づき、韓方医学は、いつも「陰」と「陽」という相対的な概念として人間の体をみていきます。それぞれが制約したり助け合ったりして、「陰陽のバランス」をとることができるのです。ここで、

Lesson1

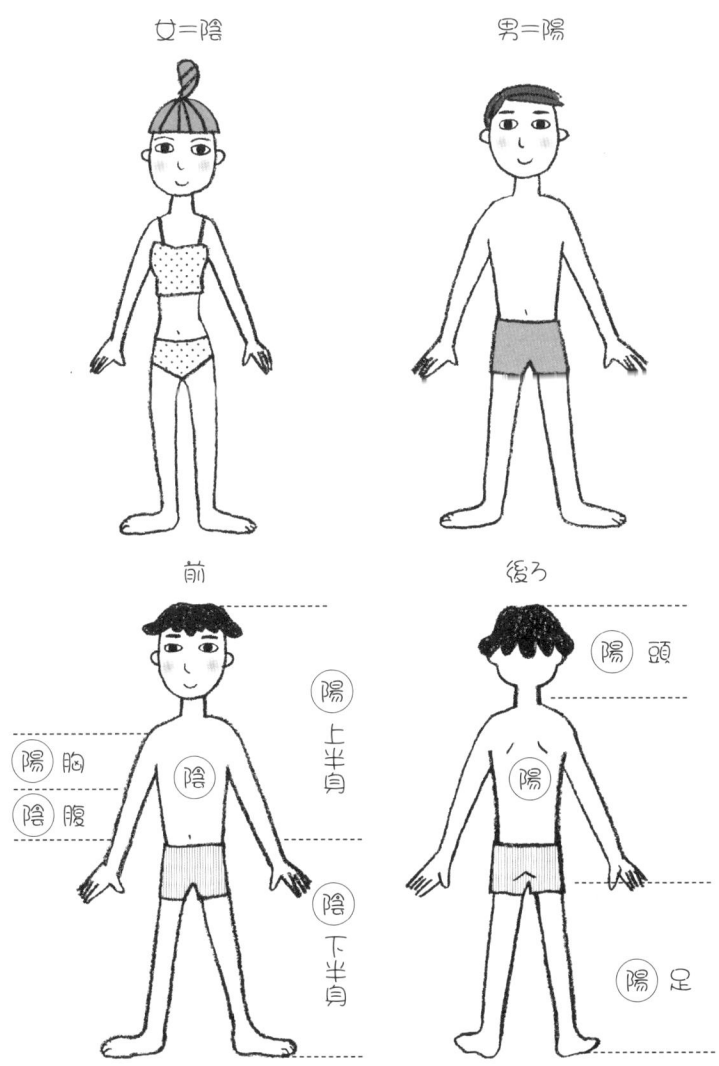

韓方入門
基礎から
わかりやすく教えます

　病気の原因としての「陰」と「陽」を考えてみましょう。
　たとえば、体内に「陰」が増えると、本来「陰」である体内がさらに冷えます。逆に、「陰」が足りなくなると、微熱が生じるのです。また、「陽」が強くなると体外に熱が生じ、「陽」が足りなくなると体外が冷えてしまいます。だから、手足が冷たい人は「陽」が足りないと考えるのです。
　結核をわずらっている患者さんの場合、定期的に午後になると熱(潮熱)が出ます。それは「陰」が非常に足りないからです。そのため、陽と陰をバランスよく増やせる食べものを摂取したほうがよいと考えます。「陰」と「陽」のバランスがとれるようにすることが、韓方医学でいう予防の基本であり、養生の基本条件でもあります。

● 東医宝鑑(トンイボガム)ってなあに?

　韓国歴史ドラマにたびたび出てくる『東医宝鑑』。これは、朝鮮時代の医官(医師)だった許浚(ホジュン)(ドラマでもおなじみですね)が、王様の宣祖(ソンジョ)に命じられて書き、1613年に発行された医書です。いまでも、韓国最古の韓方医書として高く評価されています。
　構成は内景(内科)篇6冊、外形(外科)篇4冊、雑病(流行病、婦人病、小児病)篇11冊、湯液(薬方)篇3冊、鍼灸篇1冊。病気ごとに項目を決め、それぞれに病論と薬を並べ、病気の症状に関する古今の処方箋が一目でわかる内容です。そして、各病症に伴う「鍼灸篇」をつけ加えています。とくに注目されるのは、各項目が症状への対応をメインに記述されていることです。
　たとえば、野菜と果物は、目によいという内容と目に悪いという内容が並行して書いてあります。韓方医学では、冷たいものは「陰」、熱いものは「陽」です。野菜と果物には体を冷やす性質があります。

ほとんどの目の病気は熱によるので、野菜と果物を食べるのは効果的です。とくに、体に熱の多い「陽体質」の人は積極的に摂取すべきです。

ただし、目は陽気を発散するところでもあるので、冷たいものを食べすぎると陽気が損傷を受け、視力が悪くなる場合もあります。なかでも、陽気の弱い「陰体質」の人が野菜や果物を食べすぎると視力が悪くなります。したがって、「陰体質」の人や陰症の病気（貧血や胃腸病など）もわずらっている人の場合は、野菜や果物をたくさん食べないほうが望ましいのです。少量だけ食べ、生ものは避けたほうがよいでしょう。

このように『東医宝鑑』によれば、「体質の陰と陽」「病気の陰と陽」「食べものの陰と陽」など、「陰陽の理論」がすべての根源です。だから、野菜や果物にはビタミンやミネラル（カルシウムやリンなど）が豊富で目によいという西洋医学の理論は、韓方医学的には通用しません。

4 韓方医学で使われる言葉を学ぼう

韓方医学には特有の言葉がたくさんあります。そこで、よく使われる言葉の意味を説明しておきましょう。

① 脈

韓方医学では、まず脈をとって体内の臓器の状態を調べ、病気があるかどうかを確認します。脈とは「気運（目には見えないが、体で感じられる気）」や「力」を意味し、「生まれつきの微妙な気運」ともいえるでしょう。脈を正確に調べるためには、韓方医は精神的にも邪念なく健全でなければなりません。

韓方入門
基礎から わかりやすく教えます

② 経絡と経穴

《体の機能を調節する通路が経絡》

経絡とは、体内の気血(気と血)を運び、体のさまざまな部分の機能を調節する通路といえるでしょう。「経」は体の縦の部分に流れる「経脈」、「絡」は体の横に流れる「絡脈」を指します。経絡は五臓(心臓、肝臓、脾臓*、肺臓(肺)、腎臓)と六腑(大腸、小腸、胆のう、胃、三焦**、膀胱)の機能とつながっているため、経穴を針や灸などで刺激すると、経絡に沿って臓器に伝わって機能が高まり、さまざまな病気の治療に効果的です。

　　＊横隔膜と左腎臓との間にある。血液を貯蔵し、老化した赤血球を除去する。

　　＊＊「上」「中」「下」と分かれている。「上焦」はみぞおちから上の部分、「下焦」はへそから下の部分、「中焦」は上焦と下焦の間をいう。

《針を打つ場所が経穴》

経絡が「線路」だとしたら、経穴は「駅」といえるでしょう。一般的にはツボと呼ばれます。気の流れる通路である経絡が集まり、通過するところである経穴は、マッサージ(指圧)する場所や針を打つ場所です。体内のエネルギーの流れはつながっているため、たとえば胃腸が悪くなると顔の経穴にあらわれた

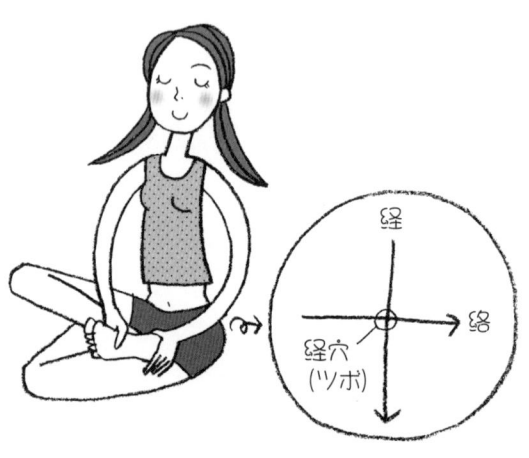

Lesson1

り、足の経穴を刺激するとお腹に反応があらわれたりします。ですから、経穴を刺激すると病気の診断・治療ができるのです。

　経穴をマッサージすると、全身の気の流れがスムーズになり、体の機能も活性化されます。基本的な経穴は361カ所あります。

《気血の流れをスムーズにする経絡マッサージ》
　気血の流れがどこでどう滞ってきたのかによって、病気の症状はいろいろな形であらわれます。気血の流れがスムーズでないとき、原因となる経穴を刺激すると痛みます。体内の血の流れが悪く血が固まってしまう「瘀血（おけつ）」や、体内に老廃物や体液がかたまってしまう「痰飲（たんいん）」などは、体内の気血の循環が悪いために発生する症状です（くわしくは41～42ページ参照）。

　経絡と経穴のマッサージは、川の流れをふさいでいる大きな岩を取り除くように、気血の流れを妨害する要素を取り除き、スッキリさせる役割をします。だから、経絡と経穴のマッサージは病気を治す根本的な治療法になるわけです。

　韓方医でないかぎり、経穴の場所を探すのは簡単ではありません。それでも、この本の説明を参考にしながら直接、自分の指を使ってやってみるうちに（Lesson3参照）、正確な場所が探せるようになるでしょう。経穴の場所は、「ある部分から指何本分上、下、右、左」などと表現します。

　人間は体形も指の長さ・太さも違うので、基準はそれぞれ自分の指です。自分の指で押しながら探してみると、とくに痛みを感じる部分が見つかるでしょう。特定の部分にひどい痛みを感じるのであれば、その経穴に通じる経絡に沿って、どこかが病んでいる証拠です。

韓方入門
基礎から
わかりやすく教えます

③ 針

　病気を治療するための韓方の医療器具です。一番効果的に治療できる経穴を、直接刺激します。

　多くの人びとにとって、針治療はまだまだ不思議に思われるようですね。数多くの針治療をおこなってきた私にとっては、針で病気を治すのは当たり前です。しかし、他人に理解してもらうのは決して簡単ではありません。なぜなら、針治療についてのわかりやすい説明は、これまでほとんどなかったからです。

　マジックの種がわかれば、「意外と簡単じゃない？」と思うでしょう。それと同じように、針治療もそれほどむずかしい原理ではありません。

　気血の流れの調節によって、驚くほど大きな治療効果が得られます。たとえば、運動していて足首をひねったとき、普通は治るまでに１～２週間はかかるでしょう。ところが、針治療を用いると、すぐに走れるほど回復する場合が多くみられるのです。また、慢性胃炎で苦しむ患者さんの場合、内関穴（ないかん）(95ページ参照)を刺激する針治療をおこなえば、すぐに楽になります。

　私たちの体は、通常はうまく「気がめぐっている」状態です。リモコンでテレビのチャンネルをコントロールするように、気の通路である経絡とさまざまな臓器は結びついています。胃腸というチャンネルを押せば、胃腸に刺激を与えて活発に動き出すし、心臓というチャンネルを押せば、心臓が活発に動き出します。その手段が針や灸やマッサージ（指圧）というわけです。

④ 灸

　乾燥させたヨモギの葉（モグサ）を切り、経穴に置いて火をつけます。すると、中枢神経や副腎（ホルモンを分泌する器官）が刺激され、鎮痛作

用をもつ物質モルフィンが分泌されると同時に、ヨモギの成分が体内に吸収され、さまざまな症状がやわらげられます。

5 韓方薬

病気の治療や予防のために、天然の韓方材料を混ぜ合わせて作った薬です。

たとえばカゼがひどいとき、サンファタン(雙和湯)を飲むと非常によく効きます。サンファタンは、芍薬(シャクヤク)、熟地黄(生の地黄(赤矢地黄の根から作られた生薬)を酒で蒸す)、黄花黄耆(豆科の多年草。根を使う)、当帰(セリ科の植物。婦人科系疾患に効く)、桂皮(シナモン)など体の気運を高め、血液の循環をスムーズにさせる材料で作った韓方薬です。気血の循環をスムーズにし、精気(精神と気力、万物がつくり出される元の力)を与えるため、慢性疲労にも効果が高く、とりわけ汗をよくかく人に向いています。

数百年前に作られたサンファタンを使って、現代のカゼが治るのですから、韓方医学は興味深いと思いませんか。

また、ストレスによる疲れがひどいときは、コンジンタン(拱辰丹)を飲むと元気を取り戻すことができます。コンジンタンは鹿の角、麝香(ジャコウジカの雄のジャコウ腺の分泌物から作られる)、当帰、熟地黄、山茱萸(ミズキ科の植物。果肉を生薬として使う)など高価な材料で作られ、体を健康に保つ滋養剤です。私が主宰するamicare キム・ソヒョン韓医院では、伝統処方に新たなノウハウを加えて作りました。『東医宝鑑』(16ページ参照)にはこう記載されています。

「生まれつき虚弱な体質の人でも拱辰丹を服用すると、もともと天からもらった生命の根本的な機能を丈夫に戻すことができる。水は上半身に上がらせ、火は下半身に下ろすので、病気にかかるわけがない」

韓方入門
基礎から
わかりやすく教えます

　時代が変わってきたとはいえ、私たち人間の体はそう変わってはいません。当たり前ですが、五臓六腑もそのままですし、目、鼻、口、耳も変わりません。体のつくりは同じなので、数百年前の処方箋で高い効果を得られるのです。韓方医学には、数百年の歴史をとおして伝わる名処方箋がたくさんあります。それらを使って、苦しんでいた病気から解放される患者さんたちを見るたびに、その処方箋を生み出したかつての名医たちに頭が下がります。

⑥　韓方茶

　韓方薬に使われる材料で作ったお茶です。韓国では昔から、緑茶以外にも韓方食材や果物を材料にしたお茶がたくさんありました。五味子茶（オミジャ）（五味子という赤い実を乾燥して煮出したお茶）、枸杞子茶（クギジャ）（クコの実を乾燥して煮出したお茶）、陳皮茶（チンピ）（みかんの皮を乾燥して煮出したお茶）、大麦や豆を炒めて沸かしたお茶などを飲んでいたそうです。これらのお茶を体質や体調や季節によって飲み分けると、体調の改善に役立ちます。

　＊お茶の作り方や入手方法は、Lesson3を参照してください。

5　診察方法について教えます！

　韓方医学は、現代医学のように検診にあたって多くの医療器具を使いません。通常は脈をとる脈診器と体温計ぐらいで、おもに昔からの診断方法である手を使います。レントゲンやMRI（体内の画像を撮影する装置）がなくても、正確に診断できるノウハウがあるのです。それを韓方医学では「望聞問切（ぼうぶんもんせつ）」といいます。

　「望診（ぼうしん）」「聞診（ぶんしん）」「問診（もんしん）」「切診（せっしん）」が診断の基本で、これらは「四診」と

呼ばれます。「望診」は患者さんの顔色や肌、口の中などを目で診断する方法、「聞診」は患者さんの声や呼吸などを耳で聞いて診断する方法、「問診」は患者さんに症状を聞きながら診断する方法、「切診」は患者さんの脈をとったりツボを押したりして診断する方法です。

1 望診

　患者さんの全体の様子や姿勢、顔色、肌の色つや、目、鼻、耳、舌、口の中、髪の毛などを観察します。そして、小・大便、汗、鼻水、たんなどの分泌物の状況も観察し、状態を把握するのです。とくに、「舌診」といって、舌の状態で病気の程度や症状を判断します。

　ただし、子どもの場合は、望診では正確な判断をくだしにくいといわれています。それは、おとなより新陳代謝が活発で、体に熱をもっているため、体温の変化が激しいからです。

　そこで3歳未満の子どもは、韓方で体調を知るのにもっとも適した場所といわれる人差し指を観察します。手のひらから一番近い最初の関節、真ん中の関節、爪に近い関節のそれぞれの色が、一番大事なポイントです。青っぽかったり、黒っぽかったり、赤味がかっていたりと、色によって体の状態がわかります。

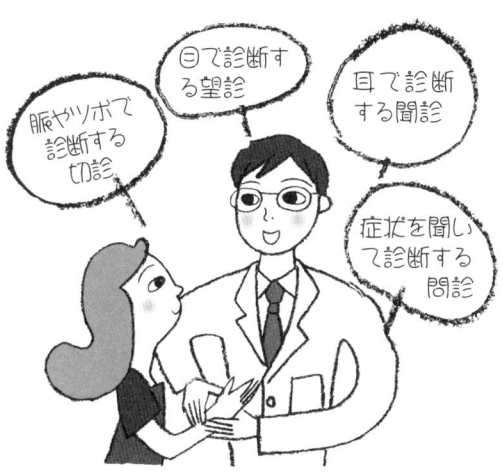

韓方入門
基礎から
わかりやすく教えます

2 聞診

　患者さんの声や呼吸、せき、ゲップ、しゃっくりなどがあるかないかを聞くとともに、口臭、体臭、排泄物の臭いなどで診察します。

3 問診

　患者さんの自覚症状や病歴、痛みの部位などを調べ、出生地や居住地から地域的な特徴のある病気も念頭におきます。性格、食べものの好み、精神状態、飲酒、喫煙などの問診内容は、病気の原因や変化を把握する大切な要素です。

　症状について聞くということは、探偵が推理するように病気の原因や理由を探し出し、治療法を決めることを意味します。たとえば、胃腸の病気のため頭痛になった場合、胃腸を治療すれば自然と頭痛は治ります。このように病気の原因の正確な把握が、問診のポイントです。

　ただし、最近は、患者さんの話によく耳を傾けていない韓方医が多いように思います。患者さんからいろいろな話を聞き、性格や生活を全体的に把握してはじめて、病気を突き止め、治療できるはずです。忙しい韓国の韓方医は、患者さんの話を聞く時間が足りません。これが韓方医学の発展の大きな弊害になっています。

4 切診

　患者さんの体をさわったり押したりする診察方法。脈を調べる「脈診」、お腹を押して調べる「腹診」、経穴のツボを押して診察する「経穴促進法」があります。

　この４つの診断方法に加えて、患者さんの状態をより深く分析するための科学的な検査が体成分検査、赤外線体熱検査、生機能自律神経検査

Lesson1

などです。
　①体成分検査
　体脂肪率、体水分含量、筋肉量を調べる。体脂肪率は腹部の肥満率を測る。
　②赤外線体熱検査（サーモグラフィー）
　体全体の体熱を測り、脂肪の分布、病気の部位、血液の循環、瘀血(おけつ)（血が滞っている状態）を把握する。
　③生機能自律神経検査
　五臓六腑の悪いところ・悪くないところを識別し、それぞれの防御能力と生体機能を診断する検査。ストレスと病気の関係の分析にも役立つ。
　さらに、患者さんによっては血圧を測り、血中コレステロールや肝機能の数値などを調べるために、血液検査をおこないます。そして、病気の根本的な原因を調べ、個人に合った治療をするために、ライフスタイルをチェックします。

6　個人の「体質」に合った診療って？

●「体質」の重視

　「体質」とは、生まれつきの体の生理的な性質や健康上の特徴です（Lesson2参照）。韓方医学では、体質を重視して病気を治療してきました。
　体質は生まれつきのものですが、食生活や生活習慣によって改善できます。患者さんの体格や肌の状態、性格、食生活、ライフスタイルなどをとおして体質を把握し、それぞれに合った治療をおこないます。体質の改善によって、病気が治り、健康状態がよくなるのです。
　同じように見える一卵性の双子でも、ほとんどの場合は、じっくり見

韓方入門
基礎から
わかりやすく教えます

ると顔つきの違いに気づくでしょう。体質も、仮に双子であっても生まれながらに違います。

韓国では、人前に出て話したり演じたりしたがる人を「ステージ体質」といい、太りやすい人は「水を飲むだけでも太る体質」といいます。こうした体質は、日常生活における健康維持と病気の治療の両面で非常に重要です。体質によって、五臓六腑の弱いところや強いところ、かかりにくい病気やかかりやすい病気があり、使うべき薬や使わないほうがよい薬が違います。

治療や薬が体質に合わなければ効果がないとみなす韓方医学では、体質分類が大きなウエイトを占めています。体質を重視して治療するのは、韓方医学の最大の特徴です。

実際に、韓国人が健康に関して日常生活のなかでもっともよく口にする単語は、おそらく体質でしょう。次のような会話は普通にかわされています。

「すぐに汗をかく体質なの」
「うちの娘は水を飲むだけでも太る体質です」
「アレルギーは体質を改善しないと治らないんですって」

ところが、体質は明確に定義しにくいし、あまりにも漠然としているため、「本当に体質は存在するのか？」と聞かれたとき、自信をもって答える医者は多くはないでしょう。その一つの理由は、現代医学が体質という抽象的な概念を認めていなかったため、科学的に研究されてこなかったことにあります。

●性格も大切にする

惹かれ合う男女が出会った瞬間、本物の電気は通っていないにもかかわらず、「ビリビリと電気が走った」という表現をしますね。韓方医学

では、こういう内面に起こる気持ちの状態も大切に考えます。現代医学が人間の内面や性格に対してこうした視点をもっているかを考えてみると、現代医学の限界を感じざるをえません。
　「すぐキレる性格」とか「内向的で繊細」などの側面を韓方医学が重視するのは、現代医学では理解しがたいでしょう。現代医学は、因果関係が明確に究明できる場合のみ認める傾向があるからです。
　現代医学的な表現をすると、脳から分泌されるホルモンであるドーパミン、ノルアドレナリン、セルトニンなどの分泌量によって人間の行動が変わります。まさにそれが性格なのです。したがって、性格はそれぞれ違い、その結果いわゆるウマが合う人もいれば、合わない人もいます。もちろん、目で見ることも、手でさわることもできません。けれども、性格は確実に存在しています。

●体質に合った生活が健康によい
　韓方医学では、体質を性格と同じようなものとして考えてきました。
　頭と性格の関係は、体と体質の関係に似ています。何らかの精神的な刺激に対する反応を性格というのであれば、体の重さが体重であり、新陳代謝や病気に反応する体の特徴が体質です。
　内向的な人は一人でいることを好みます。一方、社交的で活発な性格の人は、長く一人でいればさびしくなるでしょう。なぜなら、にぎやかなところでいろいろな人と交わるほうが好きだからです。人間の体質も、こうした性格とよく似ているといえるでしょう。
　体を温めることで体調がよくなる体質もあれば、冬でも冷たい水を好む体質もあります。汗をかいて体がスッキリする体質もあれば、汗をかくと体がだるくなる体質もあります。誰もが自分の性格に合った環境にいると安心感を覚えますね。それと同じように、体質に合った生活を営

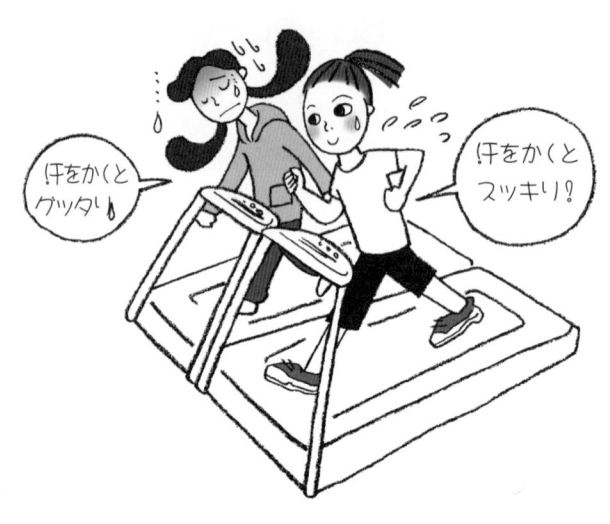

韓方入門
基礎から
わかりやすく教えます

んだほうが健康にもよいのです。

そして、内向的な人であっても、たまには活気あふれるところで気分転換すると、バランスがとれます。たとえば、真冬に冷たい水ばかり飲む人が、たまにはアツアツの鍋料理を食べ、汗を流すと、体がスッキリします。人間は自分の体質に合わせて体調を維持させますが、不足がちな正反対の気運を補充する生活習慣も必要です。韓国では伝統的に、それぞれの体質ごとの生活の知恵や韓方的な処方箋が伝わっています。

東洋医学では古くから、体質に比重をおいてきました。現存する中国最古の医学書『黄帝内經（こうていだいけい）』（前漢（紀元前202〜紀元8年）の時代に編纂された）によると、個人の体質の違いに注目し、体質と病気との関係、体質別治療法に関して研究されてきたそうです。

7　薬食同源と身土不二（しんどふじ）

●健康と食べものの密接な関連

　韓方医学には、中国の漢方と同じく「薬食同源」という言葉がありま

す。食べものはとても大切であり、薬と根源が同じという意味です。
　人間は食べることでエネルギーを生成し、体を動かします。そして、何を食べてきたかによって健康状態は変わります。韓方医学では、昔から何を食べるかに重点をおいてきました。
　西洋医学の父と呼ばれるヒポクラテスも、「食べもので治せない病気は薬でも治せない」と言ったそうです。この言葉も、健康と食べものの密接な関連を意味しています。とくに、現代人の病気は誤った食べ方と乱れた生活から発生する場合が多く、なかでも毎日の食生活の影響が一番大きいと考えられます。

● 身土不二から離れた現代人
　「身土不二」という言葉もあります。これは、人間の(身)体と土は別々のものではなく一体であり、二つに分けられない(不二)という意味です。韓国では、地元で穫れた作物や、そこに生息する動物を食べるのが体にもっともよい、と考えられてきました。地元の食べものをとおして環境に適応し、土地に合った体質をつくってきたからです。
　ところが、異なる環境でできた食べものを好む傾向が韓国戦争(1950〜53年の朝鮮戦争)後にだんだん強くなってきました。そうしたものを食べ続けると、体

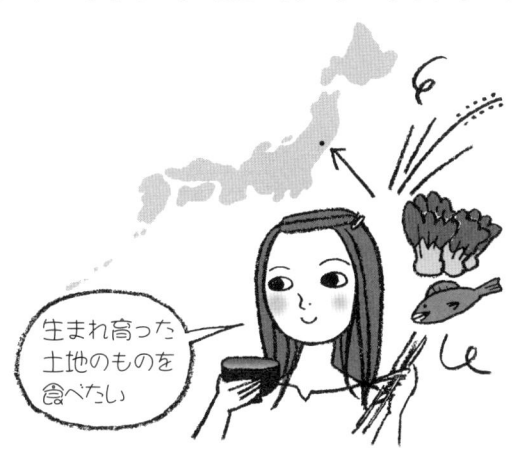

韓方入門
基礎から
わかりやすく教えます

質が変わり、副作用が起きます。これが最近の大きな問題です。穀物と野菜中心の食生活を送ってきた東洋人が、急に肉食中心の西洋的な食生活に変わると、どうなるでしょうか。新陳代謝が乱れ、消化不良や便秘が起きたり、コレステロール値が高くなります。

食事は主食と副食に分けられます。韓国と日本の主食は、おもに米です。副食は、主食といっしょに食べるおかずです。キムチや野菜の煮物や味噌汁は、その定番といえるでしょう。

健康のためには、主食と副食からさまざまな栄養をまんべんなく摂取しなければなりません。たとえば、主食であるご飯だけをたくさん食べておかずをあまり食べなかったり、主食を少なくしておかずをたくさん食べたりする人がいます。これは、どちらもよくありません。主食であるご飯には、炭水化物が多く含まれています。そして、タンパク質や脂肪、ビタミンなどをおかずで補充するのが、望ましい食生活です。

●食品成分の分析だけでは不十分

人間の生命を維持する食べものには、「毒」も含まれています。「毒」というと、驚かれるかもしれません。でも、体調の悪いときに体に合わないものを食べると、「毒」になる場合があるのです。何が「毒」かは体質によって違います。また、季節はずれの食べものにも「毒」があり、病気を引き起こす原因になります。体質に合う食べものは薬にもなる反面、体質に合わない食べものと食習慣は「毒」になり、病気にかかりやすくするのです。

現代医学では食べものについて考えるとき、まず食品成分を分析します。たとえば、紅参(蒸して乾燥させた高麗人参(朝鮮人参))には抗ガン成分があり、ガンの治療によいといわれてきました。しかし、紅参を服用した患者さんがすべて、抗ガン効果を得るわけではありません。むしろ、

副作用を起こす場合もあります。
　ここで重要なのは、どういう人に紅参が合うかです。その際、食品成分の分析だけでは正解を得られません。病気の症状、韓方医学の気と体質、そして季節の観点を加えてはじめて、効果的な処方が可能になるのです。

8　何を食べると健康になれるのか

●欠かせない9つの食べもの
1　胚芽米

　米の胚芽を残して精米したのが胚芽米です。胚芽には必須アミノ酸、トコフェロール(ビタミンE)、ビタミンB₁、リボフラビン(ビタミンB₂)、ビタミンB₆、さらに現代人の食生活で欠乏しやすい微量元素であるカルシウム、マグネシウム、カリウム、鉄分、リンが白米の1.5〜3倍も含まれています。

2　味噌

　主原料である大豆は「畑の肉」といわれるほど、良質の植物性のタンパク質や鉄分が豊富で、血液の流れを円滑にさせるので、成人病の予防になります。また、さまざまな伝統的発酵食品のなかでも味と抗ガン効果に優れ、肝臓機能の回復や肝臓の解毒にも効果的です。
　韓方医学では、味噌(麹)に韓方薬を入れて作った豆豉(トゥシ)を使います。トゥシは、微熱を下げ、胸のうっとうしさをやわらげ、ストレスによって生じた病気にも効く薬です。また、味噌にネギと唐辛子を入れて食べると、カゼが予防できるといわれてきました。

韓方入門
基礎から
わかりやすく教えます

③　たらの芽

　寝起きが悪く、活力のない人によいといわれてきました。さっぱりして、アクが少なく、クセもないので、食欲のないときに効果的です。また、ビタミンC、ビタミンB₁、カルシウムが多く含まれているため、気持ちを落ち着かせ、不安や焦燥感を減らします。
　精神的に緊張し続ける仕事をしている人や受験生が食べると、頭がスッキリするうえに熟睡できるでしょう。食生活によって摂取できる薬ともいえます。さらに、血糖値降下作用があるため、血糖値の高い糖尿病の患者さんにもよい食べものです。
　早春は、素揚げや天ぷらにするとおいしく食べられます。

④　つる人参

　主成分は高麗人参と同じサポニンで、食用・薬用に利用されてきました。リン、ビタミンB₂、タンパク質、脂質、糖類などの栄養成分がたくさん含まれ、食欲不振を防ぐはたらきがあります。韓方医学では、肝臓、腎臓、肺、胃を丈夫にする薬として使われてきたほか、ひどい便秘にも有効です。
　のどが渇きやすい人や結核の患者さんには、緑茶の代わりに、つる人参茶を飲ませるとよいでしょう。また、つる人参のお酒は強壮剤として有名です。喫煙でたんの出る人が寝る前におちょこ１杯飲むと、たんを減らすといわれています。
　また、飲むだけではありません。細切りにして炒めたり、ナムル風にしたり、韓国では日常的におかずとして食べられています。日本では、簡単には手に入りません。韓国へ行く機会があれば、スーパーや韓国食材を扱っている市場で、買ってみてはいかがですか。「더덕（トドク）」と書かれているものがつる人参です。

Lesson1

5　ニンニク

　新陳代謝を活発にし、体を温め、末梢(毛細)血管を拡張させるはたらきがあるので、手足が冷たい人やお腹が冷えやすい人が摂取すると、高い効果を得られます。食欲不振、保温、精神安定、利尿、神経痛にも効果的です。また、血液の循環を促進し、免疫機能を強化し、コレステロール値を下げるはたらきもあるため、動脈硬化や高血圧を抑えます。殺菌・抗菌力もあり、韓国では「食べるペニシリン」というニックネームがあるほどです。スタミナをつける強壮剤でもあります。

　最近になって脚光を浴びているのは、抗ガン効果です。毎日ひとかけずつ食べると、胃ガンや結腸ガンにかかりにくくなるという研究結果(米国がん研究所、2002年)が明らかになって以来、全世界で注目されはじめました。

6　枸杞子(クコの実)

　韓方医学では、強壮剤と解熱剤として使います。肝臓機能の保護作用に優れ、腎臓と肺の機能を助けるので、韓国では昔から、「枸杞子茶を毎日湯のみ茶碗1杯飲むと長生きする」といわれてきました。長寿の絶対的な要因といわれる抗酸化酵素(老化やガンを誘発する酸化作用を防ぐ)が、クコの実に多く含まれているからです。また、アルツハイマー病の発生リスクを下げる不飽和脂肪酸やさまざまなミネラルも多く含まれています。

　日本ではまだあまりなじみがありませんが、インターネットの通信販売や韓国食材を扱う店で手に入るようになりました。

7　堅果類

　桃の種、クルミ、松の実、ゴマ、アンズの種など。この5つを入れた

韓方入門
基礎から
わかりやすく教えます

　お粥をオジャ粥(チュク)といい、食事の最初に食べると食欲を増すほか、消化を助け、食後の便通効果もあります。

　⑧　昆布

　ミネラルの宝庫ともいえる昆布は、ヨード、カルシウム、カリウム、マグネシウムなどが豊富です。とくに、ヨードは甲状腺ホルモンの主成分であり、新陳代謝を活発にします。栄養分を吸収し、エネルギーに変え、老廃物を体外に円滑に排出させるからです。
　また、昆布の表面のぬるぬるとした繊維質であるアルギン酸は悪玉のコレステロールを排出させ、血管の弾力性を維持し、不必要な塩分の排泄を促進します。そのため、動脈硬化、高血圧、心臓病などの生活習慣病や便秘の予防に役立ちます。

　⑨　緑茶

　ガンの発生を抑え、コレステロール値を低下し、血圧を下げるはたらきがあります。緑茶の成分の一つであるカテキンが脂肪分解酵素の作用を強化するので、ダイエットにも効果的です。
　また、ビタミンAとビタミンCが多く含まれているため、肌の老化を抑え、美肌を保ちます。カゼや糖尿病のほか、アルコールとニコチンの解毒、ストレスの緩和、記憶力の強化、疲労回復、虫歯予防にも効き目があるといわれてきました。

●食べものの色に気を配ろう

　韓方医学では昔から、食べものの色と五臓六腑とのつながりを重視してきました。5つの色と関連づけて考えるのです。

Lesson1

1　黒色の食べもの

　排泄器官である腎臓と膀胱、それに生殖器に効果があります。
　体温を上げ、腎臓をはじめ内臓の動きを活発にするので、黒豆や黒ゴマを炒めて食べると腎臓によいといわれてきました。黒色の食べものに含まれる色素のアントシアニンは老化の原因といわれる活性酸素の生成を防ぎ、コレステロール値を低下させ、視力もよくします。『東医宝鑑』(16ページ参照)には、黒豆についてこう書かれています。
　「豆は毒がなく、五臓を保護し、胃と腸を温める効果がある。豆には白豆と黒豆があるが、黒豆だけを薬として使う」
　黒豆は腎臓を丈夫にするので、むくみやすい人、疲れやすい人、汗をかきやすい人に効きます。腰や膝に痛みを感じる人にも効果的です。血液の循環を円滑にし、肌のコラーゲンの活性化を助け、肌に弾力を与えます。また、老化の抑制や抗ガン効果に優れた成分イソフラボンが、他の種類の豆の4倍以上も含まれています。
　利尿や解毒作用も優れていて、体内の老廃物の排出を助け、コレステロール値を下げます。さらに、女性ホルモンの分泌がよくないために起きる冷え性や骨粗鬆症を予防します。解毒作用と消炎作用もあり、子どもの熱を下げるのに効果的といわれてきました。
　黒ゴマは中国で不老長寿の食べものの一つとして親しまれており、『本草綱目』(明の時代の医師である李時珍が、漢方の薬剤や薬学について16世紀後半に書いた本)では次のように記されています。
　「黒ゴマを長いあいだ摂取すると体が軽くなり、五臓の機能を助け、頭が冴え、虚弱な体を丈夫にし、筋力をつけてくれる」
　黒ゴマのタンパク質は髪の毛の主要成分であるケラチンの原料で、頭皮に栄養を与え、脱毛や白髪の進行を抑えます。脳の機能を向上させるといわれるレシチンも含まれていて、記憶力、学習能力、集中力を増す

韓方入門
基礎から
わかりやすく教えます

ため、受験生向きといえるでしょう。そして、他のゴマに比べてカルシウムとリンが多く含まれているので、背が伸び、骨が丈夫になります。

黒米は、かつての中国では皇帝だけに許された貴重な食べものでした。普通のお米には含まれないアントシアニンが多く含まれ（黒豆の4倍以上）、タンパク質やアミノ酸はもちろん、ビタミン類、鉄、カルシウムなどが白米の5倍以上も含まれています。とくに、肝臓の細胞が破壊されるのを抑えるセレンが豊富で、肝臓疾患の人に効果的です。さらに、韓方医学では、ガン抑止のはたらきがあると考えられてきました。

2 緑色の食べもの

肝臓は、消化液を分泌し、エネルギーを蓄積するなど多くのはたらきをし、心臓と同じくらい重要です。その肝臓に効果的なのが緑色の食べものです。緑色の植物に含まれる葉緑素は、肝臓の疲れを取り除きます。ホウレン草、ニラ、パセリ、春菊、キャベツなどを積極的に摂るほか、ジュースにして飲んでみましょう。野菜と同量程度のリンゴやオレンジを入れてミキサーにかけると、味が多少まろやかになります。

3 黄色の食べもの

おもに消化器官である胃腸に効果的です。カボチャやハチミツは消化機能を助け、慢性の胃腸病に悩む人に非常に効き目があります。柿、オレンジ、マンゴー、パイナップルなどの果物も、黄色の食べものです。

4 白色の食べもの

呼吸・排出器官である肺と消化器官である大腸を丈夫にします。キキョウは解熱効果やせきを止め、たんを除去する効果があり、韓国では和え物やキンピラなどにして根をよく食べます。また、ジャガイモ、サツ

マイモ、玉ネギ、大根、ニンニク、梨などおなじみの野菜や果物も、白色の食べものです。

5 赤色の食べもの

　循環器官である心臓と吸収器官である小腸を丈夫にします。韓方医学では、血液をきれいにし、心臓の病気を抑えるといわれ、心臓が弱い人にはトマトや人参を食べるようにすすめてきました。トマトには高血圧や動脈硬化などに効果のあるカリウムが多く含まれ、人参には細胞の酸化を抑制するカロチンが豊富です。そのほかの赤色の食べものには、赤唐辛子、イチゴ、ブドウ、リンゴなどがあります。

9　いま注目のデトックス

● 悪いものを除去する健康法

　韓方医学の治療は、「扶正（ふせい）」と「祛邪（きょじゃ）」という2つの法則にのっとって、おこなわれます。

　扶正とは精気を養うことで、祛邪とは邪気を払うことです。邪気は、免疫力を低下させる悪い気運である毒素を指します。つまり、扶正はよいものをプラスするプラス健康法、祛邪は悪いものを除去するマイナス健康法といえるでしょう。

　そして、この祛邪が一般的にいわれている「デトックス（解毒（げどく））」にあたります。解毒とは、毒素になる要素のはたらきを減らしたり、除去したりすることです。人間は本来、デトックス機能をもっています。たとえば、目に異物が入ると涙が出てきますね。これは、涙を流すことによって異物を除去しているのです。また、腐った食べものを食べたときは、

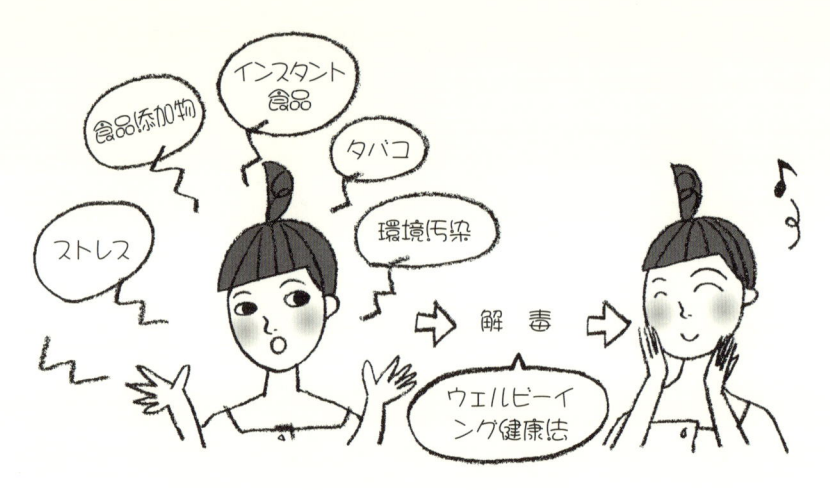

韓方入門
基礎から
わかりやすく教えます

吐いたり、下痢をして、異物を体外へ出します。

　ところが現代は、農薬が残留したり食品添加物が含まれた加工食品・インスタント食品や化学物質の摂取、薬物の服用、慢性的なストレス、環境汚染などによって、毒素になる要素が大幅に増えました。その結果、もともと備わっているデトックス機能だけでは対応できなくなっています。したがって、より積極的なデトックスが必要になってきました。

　デトックスに対する関心は最近、世界的に高まっています。その中心は、「腸の解毒」です。大腸・小腸は体内の毒素や老廃物が排出される最後の関門ですから、腸を解毒しなければ、他の部分をいくら浄化しても、毒素が再び体内に入ってしまいます。下水道が詰まると汚物が逆流する原理と同じです。

● 健康と美しさが同時に手に入れられる

　体内の毒素を除去すると、細胞の一つひとつがそれぞれの機能を果たし、免疫機能が高まり、頭痛や慢性疲労、消化不良などがおさまってい

Lesson1

きます。それとともに肌の弾力も蘇るので美しくなり、新陳代謝が活発になるので自然に体重が落ちるのです。つまりデトックスは、健康と美しさを同時に手に入れられる「ウェルビーイング健康法」といえるでしょう。

　デトックスには、薬や施術は必要ありません。多大な費用や時間の投資は不要です。毎日の生活で以下に述べることを地道に実践するだけで、体を内側から浄化できます。

　まず、加工食品・インスタント食品、食品添加物、タバコなどの毒素を誘発するものを控えてください。また、１日３食しっかり食べましょう。さらに、適切な運動、十分な休息、規則正しい生活を実践し、気血の循環と毒素の排出を円滑にします。

　そして、化学成分が多く含まれる化粧品ではなく、なるべく天然素材で作られていたり、韓方薬の成分を含む韓方化粧品やパックを使いましょう。十分な睡眠ときれいな水を飲むことも、解毒に役立ちます。コーヒーや清涼飲料水を飲むよりは、解毒効果のある韓方茶を飲んでください。

　もうひとつ大切なのは、できるだけストレスをためないこと。ストレスは人間の解毒機能を低下させ、毒素を体内に浸透させやすくするからです。

●毒素がたまったときにあらわれる症状
　体内に毒素がたまると、次のような症状があらわれます。
　頭：慢性的な頭痛、頭が重い、めまい。
　目：充血、まぶたが重く閉じやすくなる、はっきりと見えない。
　耳：耳鳴り、痛み、炎症。
　鼻：鼻詰まり、鼻炎、くしゃみ。

韓方入門
基礎から
わかりやすく教えます

口：口内炎、歯茎の腫れ、舌が白くなる。
肌：ニキビ、脱毛、アレルギー、乾燥、アトピー、さまざまなトラブル。
心臓：胸が苦しい、不規則な心拍。
肺：息苦しい、ぜんそく、気管支炎。
胃：むかむかする、消化不良、嘔吐。
腸：下痢、便秘、お腹にガスがたまる、げっぷ。
関節：硬くなる、痛み、炎症、疲労感。
食事：過食、偏食、暴食。
体重：急激な増減、むくみ。
活力：疲労感、だるい。
精神面：忘れっぽくなる、学習能力の低下、不眠症。
感情：うつ、気性の変化が激しくなる。

●新陳代謝の過程で発生する3つの毒素

　毒素は外部から体内に入るだけではありません。新陳代謝によっても発生します。たとえば息もその一つです。人間は呼吸をとおして酸素を取り入れ、二酸化炭素を排出します。私たちの体の健康を維持するために、悪いものを体外に出すのが新陳代謝です。韓方医学では、「陰陽和平」という状態を重視します。それは、体内の自己浄化能力（自己解毒機能）が高まり、体内に入ってきた毒素も、新陳代謝の作用でできた毒素も、浄化できる状態です。

　ところが、現代社会の生活は、私たちがもつ固有の正常な自己解毒機能をうまく作動させてくれません。外からも内からも発生した毒素が体内の細胞と結合し、たまって、新たな毒素をつくりだします。そして、血液に浸透し、さまざまな病気を引き起こすのです。

　韓方医学では、こうした新陳代謝の過程で毒素が発生した状態を、

Lesson1

「瘀血
お けつ
」「痰飲
たんいん
」「水毒
すいどく
」の3つに分類します。

① 瘀血

　血液が体内にたまり、固まってしまった状態。症状の例として、交通事故や捻挫
ねんざ
のような外部の損傷や、体が冷えて起きる血液循環の障害、怒りによって熱くなった血液がたまったところを押されて感じる痛みなどがあります。女性の場合は、生理痛や生理不順、ひどい生理痛でもの忘れが激しくなったり、すぐに怒り出すといった、精神的な問題も生じます。

　瘀血を抑えるには、生野菜や果物など冷たい食べものや飲みものを控え、消化機能を助けて体を温めるショウガ茶や緑茶をたくさん飲むことです。また、肉類や小麦粉製品などを食べすぎると血栓ができやすいので、気をつけてください。さらに、朝起きたときに軽い屈伸運動や肩を回すなど筋肉と関節を動かす体操をすると、血液の循環がよくなります。スチームタオルなどで下腹部を温めるのも、いいでしょう。

② 痰飲

　皮膚、肺、腎臓をとおして老廃物や体液が排泄されず、濁ったままで、血管、心臓、経絡にたまる状態。原因は、脂っこい食べものの摂取、精神的なストレス、寒くて湿気の多い環境などです。

　血液の循環が悪くなり、体内の栄養の移動を妨げ、余ったエネルギーを脂肪として貯蔵するため、急に太ります。お腹にガスがたまったり、お腹が鳴り、空腹感はありませんが体重は減りません。また、顔や目の下が黒くなりがちです。女性の場合は、目のまわりの皮膚が薄いので、とくに目立ちます。

　痰飲を抑えるには、冷たい食べものを控えます。効果があるのは、血

韓方入門
基礎から
わかりやすく教えます

液の流れる経絡を温める益母草(シソ科の植物。月経痛の緩和や浄血剤として使われる)、九節草(キク科の植物。婦人病の薬に使われる)、ヨモギなどをミキサーで粉末にして服用したり、体を温める高麗人参、ニンニク、ハチミツ茶、ユズ茶、ハト麦茶などです。

③ 水毒

　汗、小便、大便などをとおして外に排出されなければならない老廃物がたまっているのに、必要以上の水をたくさん飲んで、余分な水分が体内に蓄積される状態。体質に合わない食生活が原因です。

　この状態になると、足が冷たく、夜なかなか眠れなかったり、汗をたくさんかいたりします。また、めまい、ひどい肩こり、頭が重い、胸がドキドキする、手足が冷たくなったり熱くなったりする、腰痛、むくみなどが典型的な症状です。女性の場合は、生理前に頭が痛くなります。

　水毒をなくすには、トウモロコシのひげの部分を麦茶のように煮て飲んだり、水の代わりにキュウリ、スイカ、冬瓜など利尿効果の高い食べものを摂取すると、たまった水分が排出されるので効果的です。昆布やワカメなどの海藻類、小豆も多く摂ってください。

●デトックスとは「清」と「快」

　すべてのものは、まちがって摂取すると毒素になる可能性があります。言い換えれば、私たちの体にできた毒素をどう体外に排出し、減らし、解毒できるかが、健康と長生き、そして若さを維持する秘訣です。体内の毒素を減らすことから健康法を始めなければ、いくら体によいものを食べたり、運動しても、効果を得られません。

　健康のためには解毒が一番で、体を陰陽和平に保つためには流れが大切です。気の流れをよくし、きれいな空気を取りこみ、悪い空気を排出

Lesson1

しなければなりません。その流れの妨げになる体内の毒素の除去を、何よりも心がける必要があります。
　最後に、これだけはぜひ覚えておいてください。
　デトックスとは要するに、私たちの体を「清」と「快」という状態にすることです。「清腸」「清血」「清肝」を心がけ、「快食」「快眠」「快便」に導きましょう。

Lesson2　四象体質チェック
自分の体質を知ろう

1　四象医学とは？四象体質とは？

　韓方医学で重視する体質は、もともと体の性質や土台という意味です。韓国にはいわば体質医学といえる「四象(ササン)医学」があり、人間には4つの体質があると考えます。四象医学は、朝鮮時代末期の1894年に、李済馬(イジェマ)先生によってつくられました。

　そこでは、既存の韓方医学の基準が「陰陽五行」であるのに対し、儒教的な四元構造が基準とされています。それは、すべての人は生まれながらに4つの体質のうちの1つに属しているというものです。

　4つの体質は、「太陽人」「太陰人」「少陽人」「少陰人」に分けられました。たとえば、孔子は太陽人、釈迦は太陰人、ソクラテスは少陽人、キリストは少陰人といわれています。

　この4つの体質を「四象体質」といい、体質によって、かかりやすい病気や治療法が異なり、用いる薬も違うのです。また、体質によって、性格や好きな食べものが違うという特徴もあります。

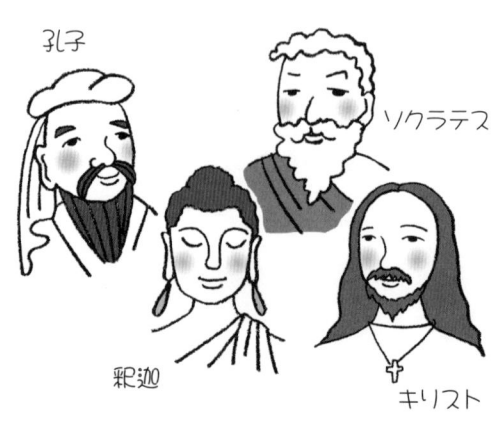

　四象医学は、体質によって五臓六腑の大きさが異なり、したがって性格や生理的な特徴も異なり、それによって治療方法が決まると

みなす、完結されたシステムです。
　そして、体質を生まれながらのものと考えるため、親や先祖の特徴、顔つき、性格、病気の傾向も似ると考えます。実際、親が高血圧だったり、脳卒中にかかったことがある場合、子どもたちにも似た傾向が多くあらわれます。また、親が消化機能が弱い場合、子どもも相対的に弱く、消化器官の病気にかかりがちです。
　では、46～49ページであなたの体質をチェックしてみましょう。
　質問項目は各体質の特徴を表すとともに、答えやすいように設定しました。それでも、回答に迷う場合があるでしょう。1～4の回答数が同じになる場合もあります。そうした際は50～83ページの各体質の説明をよく読んで、質問項目以外の特徴と照らし合わせてください。あなたに近い体質が見つかるでしょう。ただし、体質に合った食生活や暮らし方をしていないと、この特徴にあてはまらないケースもあります。
　あなただけで回答できないときは、家族や友人の客観的な意見を聞いてみましょう。数人で答を選ぶと、他人との比較ができるので、判断しやすくなるはずです。
　なお、体質別イラストは、わかりやすい特徴を描きました。また、複数の体質に合う食べものもあります。そして、各体質に合う食べもののすべてに科学的な因果関係が証明されているわけではありません。

四象体質チェック
自分の体質を知ろう

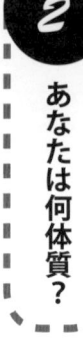

② あなたは何体質？

質問1　顔はどういう形をしていますか？
1. 体に比べて頭が大きく、ひし形で、頬の骨が出っ張っている。
2. 四角か丸い形、鼻や唇、耳たぶが大きくて分厚い。
3. 額から上の部分が大きくて広く、あごがとがっている(逆三角形)。
4. 卵形をしている(美男美女タイプ)。

質問2　顔のパーツについて…その1
1. おでこが広く、耳が大きく、唇と鼻の間が短い。
2. 優しい目つきをしていて、耳たぶが分厚く垂れている感じ。
3. 目つきが鋭く、唇が薄く、整った目鼻立ち。わし鼻。
4. 耳が小さく、整った目鼻立ち。唇がすぐ乾燥する。

質問3　顔のパーツについて…その2
1. 首が太い。
2. 鼻は丸く、大きく、口も大きい。唇は分厚い感じ。
3. 口は小さく、唇が薄い。上唇が出っ張って見える場合もある。
4. 唇に血の気がない。目のまわりにシワができやすく、目の下が黒くくすみがち。

質問4　肌質はどんな感じですか？
1. 肌は白いか若干赤みがあって、キメが粗い。加齢とともにシワが目立つようになる。
2. 肌は丈夫でどちらかというと硬く、少し黒い。
3. 肌は白いほうだが、少し黄色く、病弱な感じ。
4. 肌は白く、柔らかい感じ。

質問5　胸はどんな形をしていますか？
1. 筋肉質で、硬い。女性の場合、乳房はそれほど大きくない。
2. 貧弱に見える反面、体は大きく見える。
3. 発達している。女性の場合、乳房が大きく、弾力がある。
4. 貧弱で、女性の場合、乳房も小さい。

質問6　どんな声の持ち主ですか？
1. とても軽快な感じで、強い口調なので、リーダーという感じがする。
2. 威厳のある声で、ゆっくりしゃべる。すぐ声がかれる。
3. 澄んでいて高い感じ。よく変化し、ハスキーボイスの場合もある。
4. 澄んでいて、甘く訴える感じ。

Lesson2

質問7　眉毛や体毛について
1　眉毛の量は多く、一直線。足や腕の体毛も多いほう。
2　眉毛は濃く、量が多い。男性の場合、胸毛が多い。
3　一直線の眉毛が多く、男性の場合、ひげは少ないほう。
4　全体的に眉毛も体毛も少ない。男性の場合、ひげも少ない。

質問8　髪の毛について
1　太くて、硬い。はげが目立つ。
2　柔らかい。男性の場合、頭の前の部分がはげやすい。
3　真っ黒で、太い。天然パーマも多く、ほとんどはげていない。
4　髪の毛は細くて柔らかく、黒く、量が多い。ほとんどはげていない。

質問9　どんな体型をしていますか？
1　胸の上の部分が筋肉質で、腰は細い。お尻は小さく、足は細い。
2　胸部が広く、骨太な感じ。腰まわりは太い。
3　胸が発達していて、お尻が貧弱。足も細い。
4　上半身より下半身が発達していて、胸が貧弱。

質問10　手足について
1　手足が大きく、分厚く、温かい。
2　握力があり、いつも温かい。
3　小さく、冷たい。
4　手の先が細く、手足が冷え性。アザができやすい。

質問11　歩き方について
1　肩を前後に振りながら歩く。下半身が弱いため、歩き方が不安定。
2　姿勢よく、まっすぐ、ゆったり歩く。
3　早いが、ぎこちない歩き方。
4　早いが、背中を曲げて歩く傾向がある。

質問12　汗を多くかきますか？
1　あまりかかず、よくトイレに行く。
2　多くかくが、かくと体が軽くなる感じがする。
3　あまりかかず、よくトイレに行く。
4　あまりかかない。たくさんかくと疲れる。

質問13　睡眠について
1　眠りは浅いが、何度も寝るほう。まわりに敏感で、すぐ目が覚める。
2　睡眠時間は長いほう。いつでも気楽に熟睡できる。
3　短い時間でも熟睡できる。
4　寝つきが悪いほう。朝が弱い。

四象体質チェック
自分の体質を知ろう

2 あなたは何体質?

質問 14　性格について…その 1
1　自立心が強く、自信に満ちている。何でも即決し、実行に移す。
2　誠実で忍耐力が強いが、意地っ張りともいわれる。
3　衝動的な情熱家で、ストレートな表現をし、感情の変化が激しい。
4　おとなしく控えめ。すぐに後悔する。

質問 15　性格について…その 2
1　自分の失敗を認めようとせず、一度決めた目標は押し通す。
2　口数が少なく、あまり笑わない。表情の変化がほとんどない。
3　一瞬一瞬自分の感情に忠実なため、まわりの人がとまどう。
4　何でも深く考え、気を配る。どんな状況でも円満に対応する。

質問 16　性格について…その 3
1　英雄気取りで、負けず嫌いの指導者タイプ。
2　人を導く能力のあるタイプ。
3　何にでも俊敏に対応するが、集中できないタイプ。
4　考え悩む時間が長く、なかなか目標を立てられないタイプ。

質問 17　性格について…その 4
1　リーダーの気質があり、自分に従う人の面倒見はよいが、独裁者タイプ。
2　義理堅く、秘密は絶対守るが、何を考えているのかわかりづらいタイプ。
3　軽薄で派手、人にわかってもらえないことは絶対しないタイプ。
4　消極的で、押し通す力が弱く、冒険も避けるタイプ。

質問 18　性格について…その 5
1　物事を判別できる観察力、概念などを把握する能力、記憶力が優れている。
2　物事を深く考え、自分に任された仕事は地道にやりとげる。
3　好奇心が強く、頭の回転が速い。創造力や直感に優れている。
4　論理的で正直。鋭い分析力があり、いつも冷静沈着。

質問 19　性格について…その 6
1　事務能力は優れているが、交友関係が円満ではない。
2　不愉快なことはすぐ忘れるので、敵をつくらない。
3　社交的に見えるが、じつは人見知りが激しいほう。
4　他人に干渉されたくなく、他人を警戒するほう。

Lesson 2

質問20　性格について…その7
1　イエス・ノーがはっきりしているので、他人を傷つけることもある。
2　融通がきかない。怠け者にも見えるが、チャンスをつかむ知恵がある。
3　すぐ自慢したがるが、自分の力の足りなさに落ち込んだりもする。
4　消極的で嫉妬深く、怒りっぽい。傷つくと長引く。

質問21　性格について…その8
1　ひそかに企んだり、プライドが高く、人をバカにする傾向がある。
2　保守的で変化を嫌い、新しいものを受け入れようとしない。
3　創造力に優れ、大ふろしきを広げるタイプだが、最後までやりとげない。
4　小さなことにも頑張り、働き者で節約するほう。

質問22　ふだん、どんな病気にかかりやすいですか？
1　肝臓疾患、消化不良、不妊症など。
2　呼吸器疾患、高血圧、糖尿病など。
3　腰痛、泌尿器疾患、狭心症、不妊症など。
4　冷え性、消化器疾患、慢性的な腹痛、神経性疾患など。

質問23　たまに次の症状はありますか？
1　便秘のようだけど、健康。
2　ひんぱんに胸がドキドキする。
3　低血圧だけど、健康。
4　無意識にため息をつく、手足がふるえたり、しびれる。

質問24　食べものの好みはどれですか？
1　脂っこくなく、淡白な食べもの。
2　偏食しない。ストレスを受けると食欲が増す。
3　野菜やコーヒーなどが好き。食べるのが早い。
4　温かいものが好き。偏食気味。食べるのが遅い。

☯ **1が多い** ⇨ **太陽人**（50〜56ページ）
☯ **2が多い** ⇨ **太陰人**（58〜67ページ）
☯ **3が多い** ⇨ **少陽人**（68〜75ページ）
☯ **4が多い** ⇨ **少陰人**（76〜83ページ）

四象体質チェック
自分の体質を知ろう

3 体質別・体と心の解説＋暮らしのアドバイス〈太陽人のあなた〉

●太陽人のあなた

上半身が発達したタイプ。肺の機能は強いが、肝臓の機能が弱い。頭がよく、前向きな性格。ほてりやすい「熱い」体質。

特徴は、すっきりした印象と聡明な感じの目つき。また、対人関係で細かいことにこだわらず、さばさばとした性格。

このタイプのスター／イ・ビョンホン

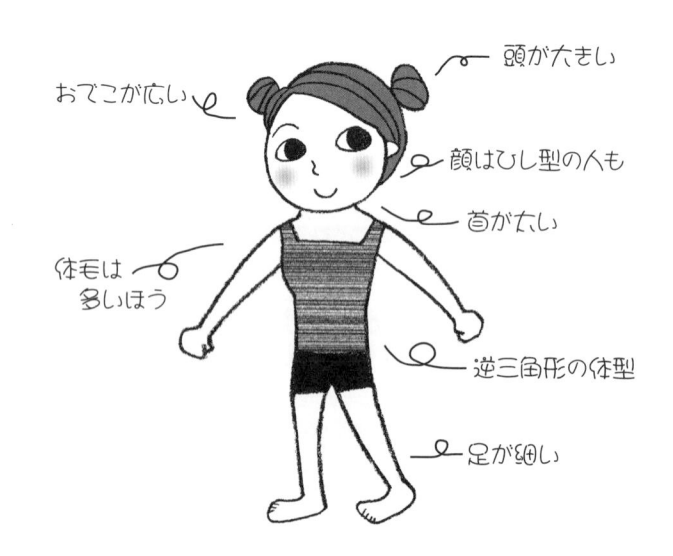

- 頭が大きい
- おでこが広い
- 顔はひし型の人も
- 首が太い
- 体毛は多いほう
- 逆三角形の体型
- 足が細い

＊四象体質をイメージしやすいように韓国の有名人を例にあげましたが、あくまでもメディアをとおしてとらえられる外見や体格・性格などをもとにしたものです。正確には、生活習慣や五臓六腑などを分析して判断します。

Lesson2

☯ 体の特徴 ☯

　頭が大きく、首が太い。お尻は小さく、足は細くて、逆三角形の体型が多い。体はそれほど大きくないが、上半身に比べて下半身と腰が貧弱。端正な顔の印象で、目が輝いている。肌はもともと白くて、乾燥タイプだが、肝臓が弱いので黒っぽくなる人もいる。声は高いほう。

☯ 典型的な性格 ☯

　積極的で、決断力がある。気が強く、前向きな性格なので、物事を自ら進んでやり、解決し、後悔しない。プライドが高く、欲張りの傾向がある。何でも一人で決めてしまうため他人とうまくいかず、トラブルも起こす。

☯ かかりやすい病気 ☯

　体質的に「肺大肝小」タイプ。すなわち、肺の機能は強いが、肝臓の機能が弱く、肝臓の病気にかかる場合が多い。肝臓は生殖器官をコントロールするため、肝臓が弱くなると子宮の発育が悪くなることがあり、なかなか妊娠できない女性もいる。インポテンツになりやすい男性もいる。消化機能が弱いため、脂っこいものなど消化のよくない食べものに気をつけなければならない。
　体の上のほうに気運が上がっていくため上半身は丈夫な反面、下半身が弱い。したがって、マヒ症状には至らないまでも、歩行が困難になることがある。食べものが食道を通って上に上がって詰まったような症状を起こしたり、吐いたりすることもある。

四象体質チェック
自分の体質を知ろう

3 体質別・体と心の解説＋暮らしのアドバイス〈太陽人のあなた〉

病気を治すためにはまず、上半身に集まる気運を下に下ろすことが大事。平常心を保ち、頭に血が上るまで怒らないようにする。気運が下に下りても症状が思わしくないときには薬を使う。気運を下げる果物や野菜の摂取も大切。

向く食べもの、向かない食べもの

肝臓に負担のかからない、脂肪質が少なく、淡白な食べものが合う。刺激の強いものを食べると、消化不良を起こす。辛くて熱い性質*や脂っこいものを避け、魚や海藻類、緑色野菜を食べるようにしよう。高カロリーで高タンパク質のものを食べると、肝臓に負担を与え、肝炎にかかりやすい。

熱い性質の食べものより、冷たい性質の食べものがよい。ただし、冷たい性質の食べものが合っているといっても、そればかり摂るのもよくない。熱い性質の食べものや平性の食べものを摂ることも大切(「とくに合う食べもの」は、必ずしも冷たい性質のものだけではない)。

＊ 「熱い」「冷たい」というのは、温度が高い・低いではなく、「熱性」「冷性」を意味する。

「熱性」＝体を温め、新陳代謝をよくする食材。代表的なものは、キャベツ、ニラ、ネギ、高麗人参、山椒、栗、桃、シナモン、ナツメ、松の実、ヨモギ、ショウガ、唐辛子、ニンニク、サンマ、タチウオ、ドジョウ、ノリ、牛肉、鶏肉など。

「冷性」＝体を冷やして、精神をクールダウンさせる食材。代表的なものは、小麦、大麦、小豆、緑豆、

そば粉、サニーレタス、ナス、白菜、栗、スイカ、梨、干し柿、昆布、ノリ、ワカメ、カニ、アヒル肉、豚肉、緑茶など。

「平性」=二つの食材の中間。米、黒豆、グリーンピース、サツマイモ、ジャガイモ、トウモロコシ、人参、シイタケ、ブドウ、ハチミツなど。

とくに合う食べもの

穀物と豆類：うるち米(白米)、小麦、大麦、トウモロコシ、そば粉、黒豆、緑豆

野菜と果物：キュウリ、ゴボウ、サニーレタス、セリ、玉ネギ、トマト、白菜、シイタケ、ワラビ、イチゴ、梅、柿、カリン、キウィ、グレープフルーツ、サクランボ、梨、パイナップル、バナナ、ブドウ、干し柿、ミカン、ユズ

魚と海藻類：アワビ、イシモチ、イカ、エビ、貝類、カキ、カニ、サケ、サバ、スッポン、タコ、ナマコ、フナ、ホヤ、マグロ、ムール貝、ワカメ

01 サニーレタス

緑黄色野菜なので、活性酸素のはたらきを抑えて老化を防ぐベータカロチンを多く含む。さっぱりと食べやすく、低カロリーなので、太陽人に向く。

02 白菜

辛味成分のイソチオシアネートは血栓を防ぐはたらきがある。利尿作用もあり、低カロリーなので、ダイエットにもよい。どんな食材とも合うので、料理しやすい。

四象体質チェック
自分の体質を知ろう

3

体質別・体と心の解説＋暮らしのアドバイス〈太陽人のあなた〉

03 そば粉

　冷たい性質のそば粉は、胃と腸を丈夫にする。繊維質が多いので便秘に効果的。肌によく、利尿作用があり、老廃物を体外に出し、血液をきれいにする。便秘になりやすく、肌の荒れやすい太陽人に合う。そば粉で作った冷麺もよい。

04 黒豆

　解毒作用が優れていて、肝臓を丈夫にし、血液をきれいにする。薬には一番硬くて小粒なものを使う。

05 ワラビ

　解熱作用と利尿作用に優れていて、下痢を止める効能がある。

06 梅

　肝臓を強くする。

07 柿や干し柿

　便秘だけなら問題はないが、尿が出にくくなるとよくない。万一、尿が出にくくなった場合、冷たい性質をもつ干し柿を食べるとよい。また、太りやすく、高血圧や動脈硬化になりやすい体質でもあるので、柿の葉のお茶を飲むと予防に効果的。柿の葉茶は、自然食品店や健康食品店などで市販されている。

08 ブドウ

　血液循環と新陳代謝を促進する。適量のワインは心臓病

Lesson2

を予防し、血液の循環をよくし、消化不良も改善するといわれる。

09 ミカン

食べものが食道にいくと、みぞおちが痛くなる（胃酸過多や胃下垂の状態）場合がある。ミカンは吐き気を止め、消化を助ける。

10 エビ

エビに含まれているタウリンは、精力増進に効果があり、低血圧や貧血に効く。カルシウムも多いので、ヒステリックな性格をやわらげ、目や歯を丈夫にする。また、良質のタンパク質を含みつつ低脂肪なので、コレステロールの吸収を防ぐ。さらに、不飽和脂肪酸が含まれているため、高血圧や動脈硬化、心臓病などの予防によい。

11 カキ

不妊やインポテンツになりやすい体質によいとされている。痛風などで足腰の痛みがひどいときは、カキをつけ込んだ酒を少量飲むとよい。

☯避けたほうがよい食べもの☯

穀物と豆類：玄米、もち米、小麦粉、白豆
野菜と果物：ニラ、ショウガ、唐辛子、ギンナン、栗
肉類：すべての肉類
その他：カレー、酒（カキ酒を除く）、ハチミツ

四象体質チェック
自分の体質を知ろう

3 体質別・体と心の解説＋暮らしのアドバイス〈太陽人のあなた〉

☯ おすすめの韓方茶

肝臓の機能が落ちやすいので、豊富なビタミンが含まれているカリン茶（89ページ参照）を飲むとよい。カゼなどで食欲がない、元気が出ない、意欲がなく疲れている、神経性の消化不良、頭痛などに効きめがある。血液をきれいにする柿の葉茶もよい。

おすすめの運動

ほてりやすい体質で、汗をかくとグッタリするため、体力をあまり消耗せず、気血の循環を円滑にする気功や武術などがよい。また、腹筋と下半身を鍛える運動もよい。登山、バドミントン、ゴルフ、ウォーキング、プールでの歩行などがおすすめ。運動量は少なくても、ある程度の時間続けるほうがよい。

風呂の入り方

熱い風呂に長く入っているとめまいを起こしやすいので、長湯はよくない。ぬるめの湯がおすすめ。

Lesson2

体質別スキンケア

　お肌の手入れも、体質に合わせておこないましょう。各材料は、ジェル状になるまで混ぜてください。

○ 太陽人

　血液をたくわえる肝臓が弱いので、血色が悪く、シミが目立つタイプ。肌をしっとりさせる緑豆パックを試してみましょう。

　緑豆の粉、小麦粉、牛乳を混ぜて顔に塗り、約10分おいたら、温水で洗い流して化粧水や乳液で肌を整えます。熱がこもりやすいので、木綿豆腐を手のひらで粘り気が出るぐらいつぶし、顔を冷やしながらパックするのも、よいです。

○ 太陰人

　肌が厚く、油性が多い体質です。同時に、肺の機能が弱いため、肌に栄養がいきわたらず、ざらつくこともあります。そんな太陰人におすすめなのがハト麦パック。新陳代謝を活発にし、美白効果もあります。

　ハト麦粉に水とハチミツを混ぜて顔に塗り、ガーゼで10〜15分覆います。その後ふき取り、ぬるま湯で洗ってください。

○ 少陽人

　腎臓が弱いため、老廃物がたまりやすく、むくみがちです。また、肌が薄くて色が黒く、老化が早い傾向があります。アロエキュウリパックで、肌の老化を防ぎましょう。

　アロエジェル、キュウリのおろし汁、黒糖、小麦粉を混ぜて顔に塗り、約10分おいたら、温水で洗い流します。アロエの消炎・むくみ防止作用、キュウリの保湿・美白作用が肌に効果的です。

○ 少陰人

　冷えやすく、脾臓が弱いため、肌に弾力がなく、小じわができやすいタイプです。ミカンパックでビタミンＣを補い、肌に弾力を取り戻しましょう。

　ミカン汁に小麦粉とハチミツを混ぜて顔に塗り、約10分おいたら、温水で洗い流してください。ハチミツだけのパックでも、保湿と栄養補給が期待できます。

★効果には個人差があります。初めは少量をつくり、上腕部など肌の柔らかいところで試してから、顔全体に塗りましょう。また、緑豆の粉とハト麦粉は韓国食材店やインターネットで手に入ります。

四象体質チェック
自分の体質を知ろう

3

体質別・体と心の解説＋暮らしのアドバイス〈太陰人のあなた〉

●太陰人のあなた

がっしり、落ち着いたタイプ。優しく義理堅く、根気強い。肝臓は丈夫だが、肺の機能は弱い。

骨格や筋肉が発達し、目鼻立ちや口元がはっきりしている。歩き方は落ち着いた感じ。生まれもったリーダーシップや中心となって物事をすすめる力があるので、実業家や政治家になる人も多い。

このタイプのスター／ペ・ヨンジュン

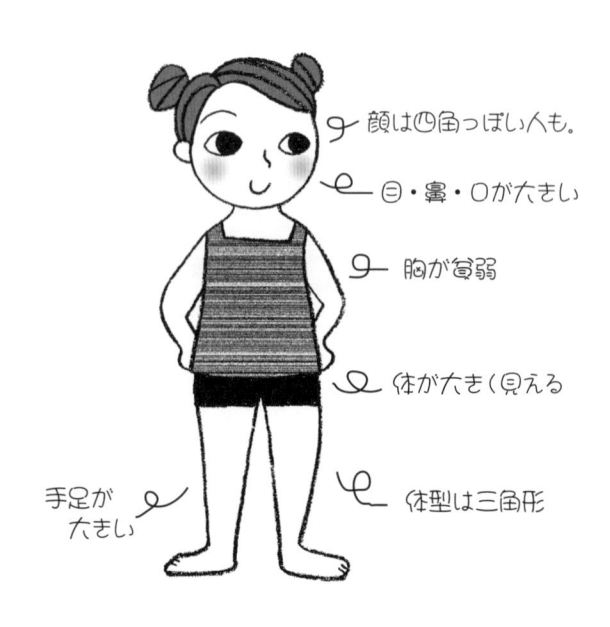

- 顔は四角っぽい人も。
- 目・鼻・口が大きい
- 胸が貧弱
- 体が大きく見える
- 体型は三角形
- 手足が大きい

Lesson2

☯ 体の特徴 ☯

　体格がよく、腰はがっしりしている。太っている人も多い。顔や目、鼻、口が大きく、落ち着いた印象を与える。他の体質に比べて肌が丈夫でしっかりしており、毛穴が広い。オイリー（油性）肌の人が多いが、冬になると手足が乾燥しやすい。汗をたくさんかくが、汗をかくと体がスッキリする。声に威厳があり、ゆっくりと話す。歩き方はゆったりしている。

☯ 典型的な性格 ☯

　心が広くて、優しいタイプ。中心となって物事をすすめる力があり、義理堅い。しかし、他人の意見をあまり聞かない場合も多い。執念深く、根気強いため、一度始めた仕事は最後までやりとげる。ただし、やる気が出ず、怠慢なときもある。一見、おとなしい印象で、なかなか自分を見せない。

☯ かかりやすい病気 ☯

　「肝大肺小」タイプ。肝臓の機能は丈夫だが、肺や心臓の機能が弱い。胃腸は丈夫なため、何でも食べられるが、吸収されやすいので、太りやすい。食べすぎの傾向がある太陰人は、胃に負担がかかる。酒や脂っこい食べものが好きで、高血圧や糖尿病などにかかりやすい。また、肺が弱いため、気管支炎やぜんそくになりやすい。便秘にもなりやすい。便秘は健康に影響を与えやすい。

四象体質チェック
自分の体質を知ろう

3 体質別・体と心の解説＋暮らしのアドバイス〈太陰人のあなた〉

向く食べもの、向かない食べもの

　脂っこく、刺激的な食べものやお酒を控えるようにしよう。低カロリーで淡白なものを食べたほうがよい。汗をたくさんかくので、水分を十分に摂る必要がある。発汗作用のある食べもの（唐辛子、ニンニク、松の実など）はぴったり。

　大腸の排泄機能を円滑にし、便秘を予防するために、食物繊維が豊富なもの（サツマイモや大根など）を食べたほうがよい。便は少し柔らかいほうがよいので、便通によいもの（カボチャやゴボウなど）がおすすめ。弱い呼吸器系統を強化する、ハト麦や人参などを摂取するとよい。

　一般に、あまり熱くも冷たくもない平性（53ページ参照）の食べものが合う。ただし、体調や年齢、季節によっては、熱性や冷性の食べものも合う。

☯とくに合う食べもの☯

穀物と豆類：玄米、もち米、小麦、ハト麦、豆腐、トウモロコシ、ピーナッツ、豆

野菜と果物：カボチャ、ゴボウ、サツマイモ、里イモ、ジャガイモ、大根、高菜、長イモ、ナス、ニラ、人参、ネギ、ホウレン草、豆モヤシ、レンコン、シイタケ、ワラビ、唐辛子、ニンニク、アンズ、梅、ギンナン、栗、クルミ、サクランボ、ザクロ、スモモ、梨、パイナップル、松の実、リンゴ、レモン、五味子（オミジャ）

魚や海藻類：イカ、イシモチ、ウナギ、エビ、クラゲ、コイ、昆布、タチウオ、タラ、ドジョウ、ナマコ、ナマズ、

ノリ、フグ、明太子、ワカメ
肉類：牛肉
その他：牛乳

01 小麦
冷たい性質なので、熱っぽいときや、のどが渇くときによい。利尿作用がある。

02 ハト麦
脾臓を丈夫にし、食べすぎ傾向のある太陰人の胃と肺の機能を助け、熱を下げる。細胞に活力を与え、老廃物を体外に排出し、女性ホルモンのはたらきを強化する。利尿効果も高く、新陳代謝が悪い肥満の治療によい。日常的に摂ると体質の改善につながり、疲労回復にも効く。

03 豆
コレステロールを低下させ、さまざまな病気の原因になる動脈硬化や高血圧を予防する。

04 豆腐
カルシウム、イソフラボン、ビタミン B1 などが豊富。たとえば半丁の豆腐には、牛乳コップ 1 杯(180cc)とほぼ同じ量のカルシウムが含まれている。
気力を補い、イライラした不安な気持ちを抑え、消化を促進し、脾臓、胃腸、大腸を強化する。また、必須アミノ酸が豊富なタンパク質やコレステロールを低下させるリノレン酸が多く含まれていて、生活習慣病や肥満の予防に効

四象体質チェック
自分の体質を知ろう

3 体質別・体と心の解説＋暮らしのアドバイス〈太陰人のあなた〉

果的。しかも、カロリーが低い割に満腹感がある。

たんがからむせきにもよい。気管支炎で熱が高いときに豆腐で胸を冷やすと、熱が下がるといわれている。

05 ピーナッツ

他の豆類と比べて、脂肪とビタミンB_1がとくに多く、レシチン、リシン、ビタミンB_2・Eも多い。老化を抑え、赤血球を増やし、鉄分の吸収力を向上させる。コレステロールを抑え、記憶力をよくし、呼吸器系統の機能を強化する。

なかでも、レシチンは肝臓の機能を高め、血液循環を円滑にするので、お酒を飲んだ翌日に食べると体調がよくなる。暴飲傾向がある太陰人によく合う。

06 カボチャ

血液の循環をよくする。利尿作用があるので、むくみをとり、せきが続く人にもよい。解毒作用があり、消化器系統を楽にする。

07 サツマイモ

やや冷たい性質をもっていて、ベータカロチンが多く含まれているので、呼吸器系統を強くする。太陰人は胃腸が丈夫だが、年をとると腸の機能が落ちて、体内の水分が少なくなり、便通が悪くなるので、サツマイモを食べるとよい。韓国には「美人になるためにはサツマイモを食べなさい」ということわざがある。また、生のサツマイモを切ると白い液が出る。これはセラピンという成分で、便通をよ

くするほか、肌もきれいにするので、皮のまま食べたほうがよい。

08 大根

ジアスターゼが多く含まれるので消化を促進し、食物繊維が腸内の老廃物を取り除く。辛味成分のイソチオシアナートが血液をきれいにし、高血圧や脳出血などを予防する。たんを切る効果もあり、細胞に弾力を与える。

09 人参

韓方医学では「どんな病気にも効く」といわれるぐらい、栄養分のバランスが優れている。とくに、呼吸器系統が弱い太陰人に合う。体が弱い、気力がない、カゼをひきやすい、胃腸や肝臓の調子がよくない、食欲がない、歯や骨が丈夫でない、のどや胃の粘膜が弱いために抵抗力が落ちてぜんそくや胃潰瘍にかかりやすいなど、さまざまな症状に効く。食物繊維が豊富で、ビフィズス菌を活性化する成分が多く含まれているので、腸の運動が活発になり、便秘が解消される。したがって、便秘が健康に影響を与えやすい太陰人によい。

10 豆モヤシ

ビタミンB_1・Cがたくさん含まれている。また、タンパク質も多いが低カロリーなので、糖質や脂肪を減らさなければならない場合に最適。なお、韓方医学では、豆モヤシとモヤシは別物ととらえている。

四象体質チェック
自分の体質を知ろう

3 体質別・体と心の解説＋暮らしのアドバイス〈太陰人のあなた〉

11 シイタケ

コレステロールを低下させ、血液の循環を円滑にする。高血圧、動脈硬化、心臓疾患、糖尿病によい。体力や食欲の増進に効果があり、便秘を防ぐ。赤血球を増やし、貧血を改善する。

12 ギンナン

苦味成分のアルカロイドやビタミンCが結核菌を抑制し、気管支炎や呼吸の乱れ、ぜんそくに効果がある。コレステロールを吸収して血管に付着するのを防ぎ、動脈硬化を抑える。冷え性に効果的で、白い分泌物のおりもの症状がある場合にも効く。

13 栗

ビタミンB1が白米の4倍も含まれるので、ゆで栗や焼き栗は疲労回復や病中・病後の滋養食によい。栗の糖分は消化器系統や腎臓を丈夫にし、筋肉を強化する作用がある。また、血便や鼻血を止め、慢性的なせきにもよい。

14 梨

消化酵素をたくさん含むため、消化の悪いときや胸やけがするときに食べるとスッキリする。飲酒後や肉をたくさん食べた後によい。せきやたんにもよく、気管支炎やカゼでせきやたんが止まらないときには、優れた薬となる。便秘にも効き、利尿作用もある。

15 松の実

　熱い性質の松の実は体内を温め、五臓を丈夫にする。また、肌につやを与え、神経痛に効果的で、便通をよくする。不飽和脂肪酸を多く含んでいるため、血圧も下げる。

16 昆布

　食物繊維やミネラルが豊富なアルカリ性食品で、血栓ができにくいサラサラした血液を保ち、新陳代謝を円滑にする。腸に必要な善玉菌を助けて腸を丈夫にするので、便通によい。カルシウムが多く、アミノ酸の一種ラミニンが血圧を下げる。疲労を回復し、固まった筋肉や体内のしこりを除去する。

　また、ほとんどカロリーがないので、肥満予防に役立つ。さらに、甲状腺ホルモンの生成を助け、骨を丈夫にするので、骨粗鬆症を予防する。

17 タチウオ

　気血を補充し、肝臓を丈夫にし、肌につやを与える。年をとると肝臓の機能が衰える太陰人によい。また、子宮筋腫や生理痛にも効くといわれている。

18 ノリ

　冷たい性質で体の余分な熱を下げるので、汗をかきやすい体質の太陰人にぴったり。動脈硬化や高血圧を起こすコレステロールを体外に排出させ、血圧を下げる効果もあるため、たくさん摂取したほうがよい。アルカリ性で栄養に

四象体質チェック
自分の体質を知ろう

3 体質別・体と心の解説＋暮らしのアドバイス〈太陰人のあなた〉

優れている。貧血予防効果のあるビタミンB12も含まれている。

19 ワカメ
熱や胸のうっとうしさを防ぐ効果がある、冷たい性質の食べもの。コレステロールを低下させるフコステロールが多く含まれているため、血液が固まるのを防ぐ。血液をきれいにし、骨粗鬆症を予防し、便秘を改善する。

20 牛肉
栄養に優れ、消化・吸収する力が高い。脾臓と胃腸のはたらきを高める。足腰を強くするともいわれる。

21 牛乳
ほとんどすべてのミネラルが含まれ、カルシウムやタンパク質が豊富。老廃物が蓄積されやすく、酸性体質になりやすい太陰人によく合う。善玉コレステロールがコレステロール値を低下させる効果があるので、動脈硬化も予防する。

☯ 避けたほうがよい食べもの ☯

穀物と豆類：そば粉、小豆、緑豆
野菜と果物：エゴマの葉、キュウリ、サニーレタス、ショウガ、柿、スイカ、バナナ、ブドウ、干し柿、メロン
魚と海藻類：イワシ、貝類、カニ、サバ、サンマ、ニシン
肉類：豚肉、鶏肉

☯ おすすめの韓方茶 ☯

　呼吸器系統が弱いので、とくに季節の変わり目に気をつけなければならない。肺を丈夫にし、せきを止める、代表的な韓方茶の麦門湯(ジャノヒゲ〈別名リュウノヒゲ〉という多年草の根を乾燥させたお茶)が合う。なかでも、乾いたようなせきをしたり血液が混じるたんが出るときに飲むと効果的。五味子茶、ハト麦茶、葛茶もよい。

おすすめの運動

　カロリー消費量の多い運動がよい。汗をたくさんかくと体がスッキリするので、運動で汗をかこう。ジョギング、ウォーキング、登山、サイクリングが向いている。

風呂の入り方

　長く入っていても大丈夫。サウナで汗をかくと体が軽くなる。ただし、真夏に冷たい水でシャワーを浴びるのはよくない。

四象体質チェック
自分の体質を知ろう

3 体質別・体と心の解説＋暮らしのアドバイス〈少陽人のあなた〉

● 少陽人のあなた

　上半身は発達しているが、一見、痩せ型。活発で社交的であると同時に、短気な面もある。腎臓が弱く、女性は不妊に悩む場合も。ほてりやすい「熱い」体質。

　自分の考えを素直に出すので、誰にでも親近感を与えるタイプ。顔つきはシャープで、あごがとがっている場合が多い。判断力やひらめきがある。

　このタイプのスター／クォン・サンウ

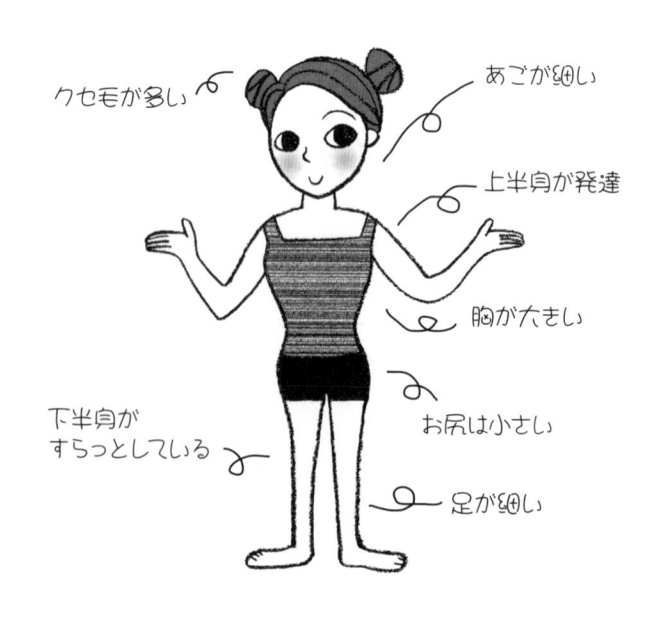

- クセ毛が多い
- あごが細い
- 上半身が発達
- 胸が大きい
- 下半身がすらっとしている
- お尻は小さい
- 足が細い

Lesson2

🉐 体の特徴 🉐

　痩せ型で、下半身に比べて上半身が発達している。女性は乳房の大きい人が多い。あごがとがっていて、目つきは鋭いが、いつもにこやかな感じで、快活な印象を与える。乾燥肌な割に皮脂の分泌が旺盛なため、肌のトラブルを起こしやすい。汗はあまりかかないが、睡眠中にかく場合がある。体を揺らしながら早く歩く。

🉐 典型的な性格 🉐

　活発で社交的な傾向が強く、たくさんの人たちとうまくつきあえる。好奇心が強く、創造的だが、細かい性格ではないため、失敗もけっこうする。短気な性格で、怒りやすい。ストレスを受けたり怒ると、食べもので解消しようとする少陽人もいる。

🉐 かかりやすい病気 🉐

　「脾大腎小」タイプ。脾臓が丈夫なため、血液循環はよいが、腎臓、泌尿器、生殖器の機能が弱いため、腎臓炎や膀胱炎にかかりやすい。男性は精力が足りず、女性は不妊の傾向が見られる。足腰が弱く、脊髄や関節に異常を生じ、腰痛になる場合がある。陰気が足りないので、夏バテやのどの渇きを起こしやすく、できものができやすい。のどの疾患、扁桃腺炎、口内炎にかかりやすい人もいる。肌のトラブルも多い。
　冷たい水を飲んでも下痢しないので、食べものも薬も冷たい性質のものが合う。便通がよければ健康。2〜3日便

四象体質チェック
自分の体質を知ろう

3 体質別・体と心の解説＋暮らしのアドバイス〈少陽人のあなた〉

通がなく、胸がうっとうしくて苦しいと感じたら、病気にかかっている可能性がある。また、尿の出が悪くなると病気にかかりやすい。

向く食べもの、向かない食べもの

消化器系統が丈夫なので、真冬に冷麺のような冷たいものを食べても、冷たい水を飲んでも、めったに下痢しない。野菜、魚、海藻類など、新鮮で冷たいものが合う。

ほてりやすいタイプなので、熱い性質のネギ、ショウガ、唐辛子、ニンニク、カレーなど辛いものや刺激の強い調味料は控えたほうがよい。

☯とくに合う食べもの☯

穀物と豆類：白米、小麦、大麦、そば粉、小豆、黒豆、緑豆
野菜と果物：カボチャ、キュウリ、ゴボウ、コンニャク、里イモ、サニーレタス、セリ、タケノコ、トマト、ナス、白菜、ホウレン草、ヨモギ、シイタケ、イチゴ、柿、スイカ、スモモ、梨、野イチゴ、バナナ、ブドウ、メロン、桃、レイシ
魚と海藻類：アワビ、イカ、エイ、エビ、貝類、カキ、カニ、コイ、昆布、スッポン、タコ、ナマコ、ニシン、ノリ、フグ、ワカメ
肉類：豚肉、アヒル肉、ハム
その他：黒ゴマ、卵

01 小麦・大麦

ビタミン B1・B2・E、食物繊維、鉄分を多く含むため、

息苦しい、だるい、手足がしびれる、動悸がする、足がむくむといった症状に効く。また、口の中が苦い感じがする、舌が白くなる、口内炎になりやすい、口臭が気になるという少陽人に非常によい。たくさん摂ると、血液中の熱が除去され、肌がきれいになる。

02 小豆
　利尿作用と解毒作用が高い。ビタミンB1とサポニンが多く含まれているため、便通を促し、腸をきれいにする。

03 緑豆
　冷たい性質で、熱を下げる効能がある。熱が原因による尿の出の悪さ、のどの渇き、夏バテによる嘔吐、蒸し暑い夏の皮膚病などに最適。口臭を防ぐ効果もある。

04 カボチャ
　腎臓の機能を高める。利尿作用があり、むくみを防ぐ。

05 キュウリ
　90％以上が水分なので、夏の暑さで体内にたまった熱やのどの渇きを解消する。夏バテで体がだるく、食欲のないときに食べるとよい。熱を下げ、血液をきれいにし、体内にたまった不純物と不要な塩分を排出させる。

06 ゴボウ
　腎臓のはたらきを高め、体内に蓄積されている老廃物の排出を助ける。アルギニンが血液循環やホルモンの分泌を

四象体質チェック
自分の体質を知ろう

3 体質別・体と心の解説＋暮らしのアドバイス〈少陽人のあなた〉

助け、体内の古い血液を体外に排出する。

07 サニーレタス

口臭を除去する。神経を安定させる効果があるので、神経過敏になったり、感情の変化が激しい少陽人には、ぴったり。胸が苦しくなったり、頭が重くて眠れないときもよい。血液をきれいにし、解毒作用もある。ニキビのひどい場合はたくさん食べるとよい。

08 セリ

鉄と食物繊維を含むので、便秘を解消し、お腹を楽にする。含まれている精油成分は大腸と小腸の機能を助ける。

09 トマト

夏バテしたときや、のどが渇くときによい。脂肪の代謝を促進するため、ダイエットや肌の美容に効果的。とくに、体質に合わない食生活によってバランスがくずれて太った少陽人に向く。酸味が胃液の分泌を活発にし、消化を助けるので、肝臓のはたらきを高め、疲労回復にもよい。多く含まれるルチンは毛細血管を丈夫にし、血圧を下げる。また、血液をきれいにするので、韓方医学では、動脈硬化や認知症の予防になるといわれる。

10 ナス

冷たい性質で、水分が多いので、植物油に含まれるリノール酸やビタミンEを吸収しやすい。そのため、コレステロールや高血圧症を緩和し、動脈硬化のような循環器系統

の病気を予防する。のどの疾患、扁桃腺炎、口内炎の症状もやわらげる。

11 イチゴ

腎臓の機能を強化するといわれる。新陳代謝を高めるビタミンCが豊富なため、肌へのメラニン色素の沈着を防ぎ、シミやソバカスができやすい少陽人に合う。顔色もよくなる。鉄分が多いので貧血によい。解熱・利尿作用もあるので、カゼ、気管支炎、呼吸器系統の病気にかかったときに食べよう。

12 スイカ

シトルリン(アミノ酸の一種)が体内の脂肪や老廃物などを尿素に変え、尿をとおして排出させる。

13 霊芝(レイシ)

マンネンタケ科のキノコ。呼吸器系統、中枢神経系統、肝臓、貧血、不眠症、頭痛、甲状腺機能、リューマチによる関節炎に効果があり、虚弱体質を改善する。

14 アワビ

高タンパク・低脂肪で、タウリンやビタミンEが多く含まれているため、熱による頭痛、耳鳴り、めまいに効く。目が充血しやすい、のどがすぐ渇く、口臭がひどい、口内炎になりやすい、歯茎が腫れる、怒りっぽい、感情の変化が激しいといったときにもよい。

四象体質チェック
自分の体質を知ろう

3 体質別・体と心の解説＋暮らしのアドバイス〈少陽人のあなた〉

15 カニ

冷たい性質なので、ほてりやすい少陽人に合う。脂肪が少なく、タンパク質が豊富なため、肥満、生活習慣病の疑い、虚弱体質によい。老化防止効果も高いといわれる。

16 スッポン

貧血や虚弱体質の人に向いている。コレステロールの沈着を防ぐため、動脈硬化や脳卒中などの予防に効果がある。

17 ナマコ

「海の高麗人参」ともいわれ、細胞の老化を防ぐコンドロイチンやタウリンが多く含まれているので、とくに中年向き。低カロリーのため、肥満防止にもよい。韓方医学では、たくさん食べると持久力がつき、ストレスや不安な気持ちが落ち着くといわれる。感情変化の激しい少陽人にとっては、絶好の鎮静剤。

18 フグ

健康な肌づくりに効果的。ほてりやすい人によく起きるできものや痔を解消し、頭をスッキリさせる。韓方医学では、水分の排出を促進し、足腰の病気にも効果があるといわれ、腎臓機能と下半身の弱い少陽人によい。

19 白菜のキムチで包んだ豚肉（ポッサム）

冷たい性質の豚肉は少陽人の体質に最適。蒸した豚肉をキムチに巻いて食べるとよい。豚肉と白菜は相性がよい。生ガキをいっしょに食べてもよい。

☯ 避けたほうがよい食べもの ☯

穀物と豆類：もち米
野菜と果物：高菜、玉ネギ、ニラ、ネギ、高麗人参、唐辛子、
　ショウガ、ニンニク、コショウ、山椒、ミカン
魚と海藻類：イシモチ、ドジョウ、ナマズ、ホヤ
肉類：鶏肉、羊肉
その他：カレー

☯ おすすめの韓方茶 ☯

　カゼをひくと高い熱が出やすいので、枸杞子(クギジャ)茶が合う。腎臓の機能を保護し、肺や呼吸器を強化し、筋肉や骨を丈夫にする。とくに、寒気がしたり疲れやすい場合によい。
　そのほか合うのは、ケツメイシ茶、麦茶、緑茶。ただし、あまり熱いお茶は避ける。人参ジュースや青汁のような冷たい野菜ジュースもよい。

おすすめの運動

　瞬発力と俊敏性は優れているが、持久力と忍耐力が足りないため、この二つを鍛える運動を続けたほうがよい。ジョギングやサイクリングなどが合う。また、ゆううつな気分になる人も多いので、心を落ち着かせ、楽しみながらできる運動も効果的。弱い下半身を鍛え、楽しくできるエアロビクスがおすすめ。

風呂の入り方

　熱い風呂に入ると、体内の老廃物が外に排出され、体が軽くなる。

四象体質チェック
自分の体質を知ろう

3

体質別・体と心の解説＋
暮らしのアドバイス
〈少陰人のあなた〉

● 少陰人のあなた

色白の美男美女が多い。細かい性格で、一人で悩むタイプ。脾臓の機能が弱く、冷え性。

感性や才能が豊かでも、あまり目立ちたがり屋ではないタイプが多い。いつも落ち着いていて、細かい気遣いができるので、失敗は少ない。きゃしゃな人が多く、完璧主義でもある。

このタイプのスター／リュ・シウォン

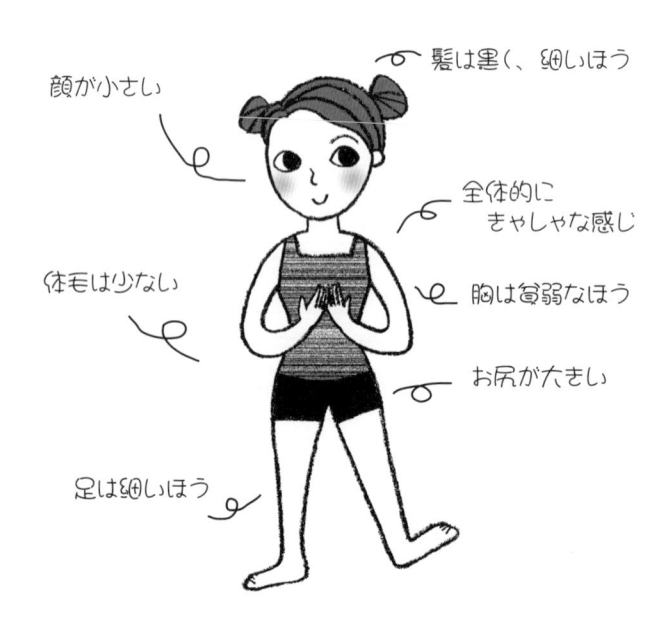

- 顔が小さい
- 髪は黒く、細いほう
- 全体的にきゃしゃな感じ
- 体毛は少ない
- 胸は貧弱なほう
- お尻が大きい
- 足は細いほう

Lesson2

☯ 体の特徴 ☯

　背が低く、細身で、上半身より下半身がしっかりしている。顔が小さく、目、鼻、口もそれほど大きくなく、端正な顔立ち。おとなしく、温和な印象を与える。肌は白く、乾燥肌。あまり汗をかかない。声は澄んでいる。
　多くは痩せているが、気血の循環がスムーズでないため、太る場合もある。とくに下腹が出たり、お尻が大きくなったり、太ももが太くなりやすい。

☯ 典型的な性格 ☯

　神経質で、内向的。すべてを完璧にしないと落ち着かないタイプ。細かい作業を必要とする仕事につく場合が多いが、慎重なあまり、大事な時期を逃したり、物事をすすめる力が弱かったりする。考えすぎて、いつも不安になる。自分だけの時間や睡眠を十分にとったほうがよい。嫉妬深いほう。一人で悩みをかかえるが、いったん怒り出すと、なかなかおさまらない。食べものにはあまり関心がない。

☯ かかりやすい病気 ☯

　「腎大脾小」タイプ。腎臓は丈夫だが、脾臓が弱い。手足や体が冷え、血液がスムーズに循環しない。そのため、消化不良や胃炎など消化器疾患、冷え性、むくみが起きやすく、アザもできやすい。疲れやすく、体内に入る毒素に対する防御機能が低いため、病気にかかりやすい。貧血やめまいを起こすことも少なくない。抵抗力が弱いためカゼをひきやすい。

四象体質チェック
自分の体質を知ろう

3 体質別・体と心の解説＋暮らしのアドバイス〈少陰人のあなた〉

細かい性格のため、ストレスを受けやすく、神経性の病気も多い。汗をかきすぎるのはよくない。便は、便秘に近いぐらい硬いほうがよい。

向く食べもの、向かない食べもの

いつも体が冷えているため、熱性の食べものがよい。胃腸が弱いので、消化しやすいものを少しずつ、ゆっくり食べよう。食欲のないときは、ショウガやニンニクなどを調味料として使って食欲を増すのもよい。

消化の悪いもの、脂肪分の多いもの、冷たいもの、なま物は、下痢を起こしやすいので合わない。

☯ とくに合う食べもの ☯

穀物と豆類：玄米、もち米、粟
野菜と果物：キャベツ、高麗人参、ジャガイモ、春菊、セリ、ゼンマイ、高菜、大根、玉ネギ、トマト、ニラ、人参、ネギ、ホウレン草、ヨモギ、カラシ、コショウ、山椒、ショウガ、唐辛子、ニンニク、ザクロ、スモモ、ナツメ、ミカン、桃、ユズ、リンゴ、レモン
魚と海藻類：イシモチ、サンマ、シラウオ、タチウオ、タラ、ドジョウ、ナマズ、煮干、明太子
肉類：キジ肉、鶏肉、羊肉
その他：うずらの卵、卵、ハチミツ

01 キャベツ

浄化作用に優れたミネラル成分であるイオンと塩素が多く含まれている。したがって、胃腸や消化器にたまってい

た老廃物が分解され、肌や血液がきれいになり、肝臓が強くなる。多く含まれるビタミンUは潰瘍に効果があり、胃腸を丈夫にする。

　食べるだけでなく、ミキサーにかけてジュースにし、1日3回、食前・食間に飲むとよい。飲みづらければ、少し温めてから飲もう。キャベツ、トマト、ハチミツ、水にレモン汁少々を加えると、飲みやすい。また、新鮮なキャベツ、倍量のヨーグルト、ハチミツと水適量でもよい。

02 高麗人参

　少陰人にもっとも合う。神経が落ちつき、エネルギーを補充する。のどの渇きも防ぐ。とくに、ナツメと同時に摂取すると、体が温まり、血が満ち、活力がみなぎり、肌の美容にもよい。韓国では、鶏肉の中に高麗人参やもち米、ナツメなどを入れて煮込んだサムゲタンが代表的な料理。

03 ジャガイモ

　土の中の豆といわれるように、栄養豊富。多く含まれるカリウムやビタミンCが疲労を回復し、免疫機能を高め、カゼを予防し、ストレスを抑える。抗潰瘍効果も優れているので、胃痛、吐き気、腹部の不快感、下痢によい。

04 玉ネギ

　硫化アリルが胃液の分泌と消化を助け、ビタミンB_1の吸収を促進するので、疲労回復に効果的。解毒作用もある。新陳代謝を助け、細胞に活力を与え、毛細血管を丈夫にし、血液の流れをスムーズにする。また、不眠症をやわらげ、

四象体質チェック
自分の体質を知ろう

3 体質別・体と心の解説＋暮らしのアドバイス〈少陰人のあなた〉

血栓を溶かす。さらに、善玉コレステロールを増やし、悪玉コレステロールを減らして、血圧を下げる。脳や神経に必要なエネルギーを供給し、精神的な安らぎも与える。

05 ニラ

硫化アリルが自律神経を刺激し、エネルギー代謝を活発にするので、体が温まる。ビタミンB1が疲れをとり、胃腸の機能を強化する。下痢・腹痛のときや飲酒後によい。肝臓の機能を強化し、足腰を丈夫にし、強壮効果にも優れる。

06 ネギ

体を温める効果がある。辛み成分のアリシンが、疲れや冷え性を予防するビタミンB1が体内でよくはたらくように助ける。

07 ヨモギ

体を温め、冷たい気を外に出す。腹痛や吐き気を抑え、神経痛やカゼに効く。

08 ショウガ

辛味成分と香り成分が末梢血管の血液循環を促進にし、体を温め、汗をかきやすくし、頭をスッキリさせる。また、胃液の分泌を助け、胃腸の活動を活発にするので、消化をよくし、吐き気を抑える。

09 唐辛子

体を温め、血液循環を促進し、胃腸を丈夫にし、胃液の

分泌を助ける。発汗作用や解熱作用で体温を調節し、カゼを治す。唾液腺と胃腺を刺激し、胃酸の分泌を促進するので、食欲のないときにもよい。ストレスを解消し、神経痛やマヒの症状にも効くといわれる。

10 山椒
熱性で、食欲を増し、消化を助け、下痢も予防する。

11 ニンニク
アリシンやビタミン B1・C、リン、タンパク質などのさまざまな成分が、新陳代謝を促進し、脾臓と胃腸を丈夫にするほか、肉を食べたときの消化を助ける。また、ビタミン B1 が不足すると疲れやすくなるが、アリシンがビタミン B1 の吸収効果を高める。さらに、血管を拡張し、血液循環を促進するので、体が温まる。

12 ナツメ
食物繊維やビタミン類がせきを止め、渇いたのどをうるおし、消化や吸収機能を強化し、便秘を解消する。

13 桃
のどの渇きを解消する。肺の機能を強化し、せきやたんを抑え、腎臓の老廃物の排泄を促す。また、肝臓の機能を強化し、カゼを防ぎ、血液をきれいにする。解毒作用にも優れ、喫煙者が食べるとニコチンの除去に役立つ。

14 リンゴ

四象体質チェック
自分の体質を知ろう

3 体質別・体と心の解説＋暮らしのアドバイス〈少陰人のあなた〉

便秘はもちろん、ひどい下痢のときも、すって食べると胃腸が楽になる。ペクチンが腸のはたらきを刺激し、胃液の分泌を促進するからである。また、食欲が増し、疲れやのどの渇きを解消するとともに、汗で失った体内のアルカリ成分を補充する。

15 ドジョウ

ビタミンB₂・Dを多く含み、滋養強壮、消化不良や下痢によい。骨まで食べられ、カルシウムをはじめ、多くの栄養素が含まれている。

16 ナマズ

鉄分が多いため、貧血やめまいに効く。利尿効果が高く、むくみにもよい。

17 煮干(カタクチイワシ)

韓方医学では、イライラしたり、目が充血したり、口の中が乾いたり、心臓がドキドキするときによいといわれる。

18 鶏肉

良質のタンパク質、コラーゲンや亜鉛、オレイン酸など皮膚を守り、体力をつける栄養素が含まれているので、冷え症や朝の起きづらさに効く。サムゲタンがおすすめ。

19 うずらの卵

韓方医学では、内臓機能を高め、骨、筋肉、足腰を丈夫にし、暑さや寒さに強くなるといわれる。

20 卵

　白身は冷性で、黄身は熱性。白身は活力を与え、黄身は血を補充する。気を養うので、元気のないときによい。

☯ 避けたほうがよい食べもの ☯

穀物と豆類：小麦、大麦、小豆、そば
野菜と果物：イチゴ、白菜、サツマイモ、スイカ
魚と海藻類：アワビ、イカ、イワシ、貝類、カニ、昆布、サバ、
　スッポン、タイ、生ガキ
肉類：豚肉
その他：アイスクリーム、生ビール

☯ おすすめの韓方茶 ☯

　シナモンティ、ショウガ茶、高麗人参茶、陳皮茶、ハチミツ茶、ヨモギ茶

おすすめの運動

　汗をたくさんかいたり、体力の消耗が激しい運動は避けたほうがよい。一方で、体の各部分をまんべんなく動かし、適度な筋力をつける必要がある。ゆっくりしたペースのジョギング、ウォーキング、サイクリングがおすすめ。冷え性なので、長時間の水泳は避けよう。

風呂の入り方

　あまり汗をかくのはよくない体質なので、熱い風呂やサウナに長く入るのはよくない。

Lesson3 韓方実践
体も心もスッキリ！

　私たちの体には、多くのツボがあります。ツボは、「気」が流れる通路である経絡が集まったところ(経穴)です(18・19ページ参照)。ツボに、針治療を施したり、指で押したりする(指圧)と、その刺激が経絡に沿って体内の臓器に伝わります。その結果、気の流れがよくなり、調子の悪いところが改善され、体の機能が活性化するのです。

　ツボは1000以上もあり、そのうち361が基本的なツボといわれています。ここでは、日常生活のなかで手軽に取り入れられる健康法として、自分で簡単にできるツボ押しのポイントを説明しましょう。

　基本は、親指の腹(①)で垂直に力をかけること。力が入るし、指の負担が少ないからです。このとき、指だけでなく、体全体を使って、痛くならない程度に押します。時間は3〜10秒で、1日に数回、気持ちよいと感じるまで繰り返してください。また、両手の親指を使ったり(②)、親指を重ねて押す方法(③)もあります。

　頭や肩のツボなどを自分で指圧するときは、人差し指・中指・薬指の3本(④)、人差し指と中指の2本を使って押す場合もあります。この際も、指の腹を使って、垂直に力を入れてください。

　ツボが見つけにくいときや背中などの場合は、手のひら全体を使って(⑤)押してもいいでしょう。指先や足裏のツボを押すときは、ボールペンや楊枝などを使うのもよいと思います。

　いずれにせよ、自分の押しやすい指、自分の気持ちのよくなる感じを意識しながら試してみましょう。押す秒数や回数は、気持ちがいいと感じるかどうかを目安にしてください。

　ツボの刺激によって、不快な症状がやわらぐのはもちろん、体全体のコンディションがよくなります。気分もスッキリするので、日々の暮らしに取り入れてみてはいかがでしょうか。

① 指の腹 (指紋部分) 親指

④ 3本の指の腹(指紋部分で押す)

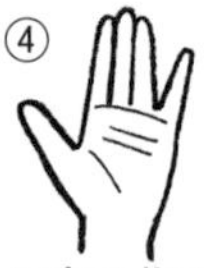

⑤ 手のひら全体で押す　両手で押してもよい

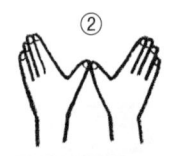

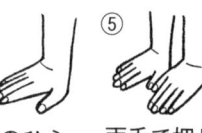

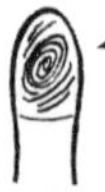

② 両手の親指の先をつけて、親指の腹で押す

③ 両手の親指で重ねて押す

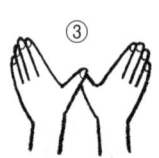

この本で紹介されているツボ

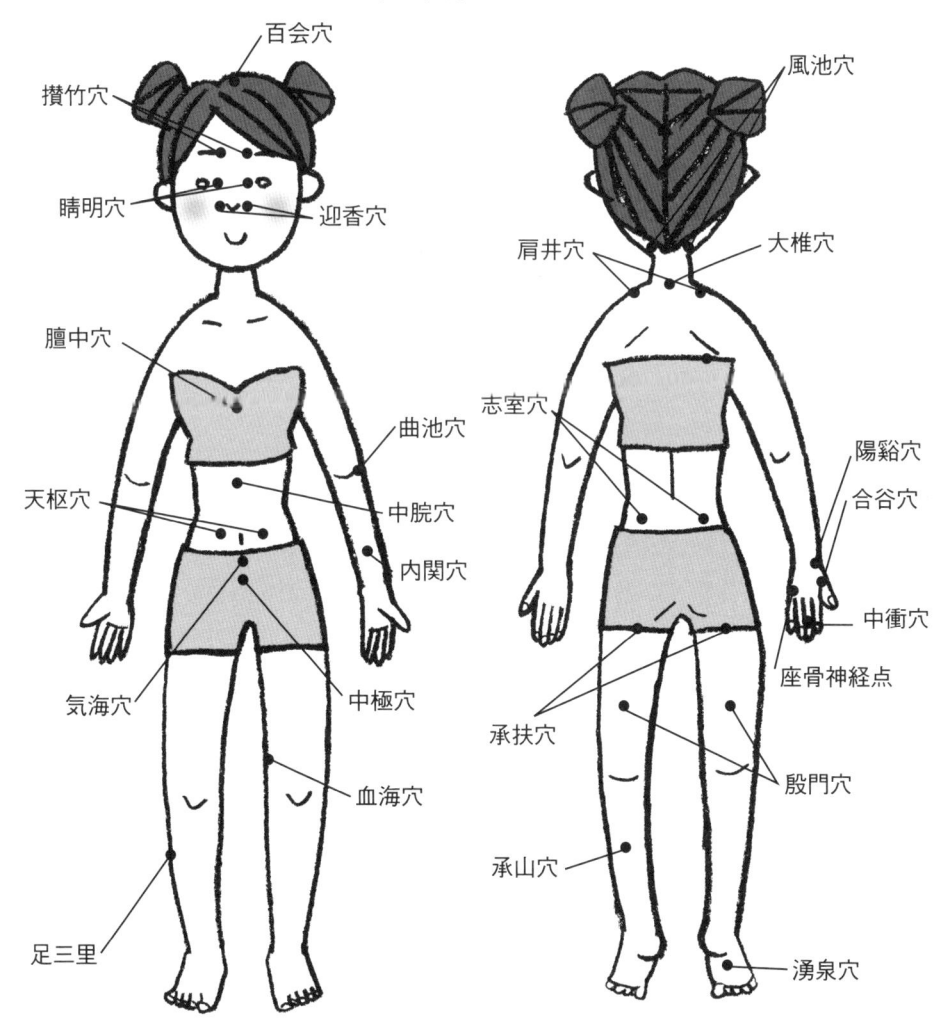

前面
- 百会穴
- 攢竹穴
- 睛明穴
- 迎香穴
- 膻中穴
- 曲池穴
- 天枢穴
- 中脘穴
- 内関穴
- 気海穴
- 中極穴
- 血海穴
- 足三里

背面
- 風池穴
- 肩井穴
- 大椎穴
- 志室穴
- 陽谿穴
- 合谷穴
- 中衝穴
- 座骨神経点
- 承扶穴
- 殷門穴
- 承山穴
- 湧泉穴

Lesson3 韓方実践
体も心もスッキリ！
1）体の症状編

◐ 頭 痛

原因

脳の血液循環がスムーズでないときに、起こります。とくに、現代人は過度なストレスを受けているため、血行が悪く、頭が痛くなることが多いのです。

治療方法

血流が滞っているところをスッキリさせ、血行をスムーズにするために、風池穴や百会穴を押します。

風池穴は、首の後ろの髪の毛の生え際の少しくぼんだ左右の部分です。ここを親指で押します。百会穴は、頭のてっぺんの真ん中です。

暮らしのワンポイントアドバイス

何よりストレスの解消が大切です。また、肩から首につながる筋肉が固まると頭痛が起きやすくなります。そこで、首を回したり肩を上下させたりして、首と肩の筋肉をほぐしてあげるとよいでしょう。

そして、乾燥させた菊の花のお茶（インターネットや韓国食材店で入手できる）を飲むと、頭がスッキリして頭痛の予防にもなります。

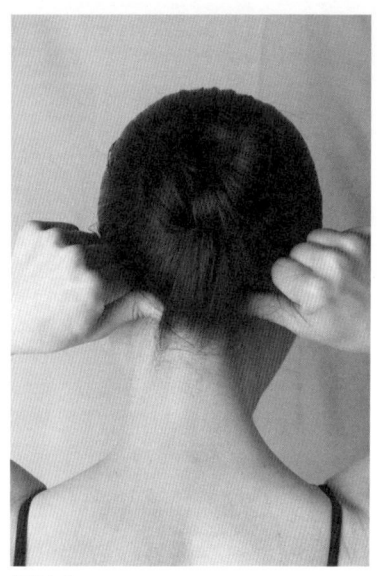

風池穴

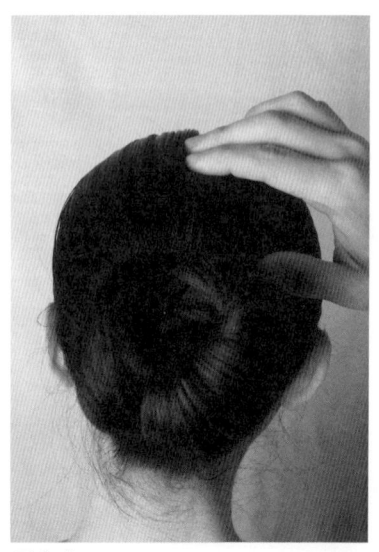

百会穴

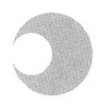

目の疲れ

原　因

　韓方医学では、目の疲れの原因は単純に目の病気だけだとは考えません。肝臓や胃腸の機能が弱まったときにも、目が疲れたり、見えづらくなったり、充血するからです。

治療方法

　肝臓と胃腸の機能を高める目的で、晴明穴や攅竹穴を押します。
　晴明穴は、両目の内側のくぼんだところです。人差し指で10秒押します。攅竹穴は、両眉毛の内側の骨のところです。親指で10秒押します。目の疲れが取れて楽になるでしょう。

暮らしのワンポイントアドバイス

　長い時間、１カ所を集中して見ていると、目の筋肉の調節能力が落ち、疲労がたまるので、たまに違うところを見つめてみましょう。遠いところを眺めたり、目をつぶったまましばらく休むと、目の疲れがとれます。
　目のマッサージをするのもよいです。両手のひらを熱くなるまでこすりあわせ、10秒まぶたの上にのせます。これを５回繰り返してください。

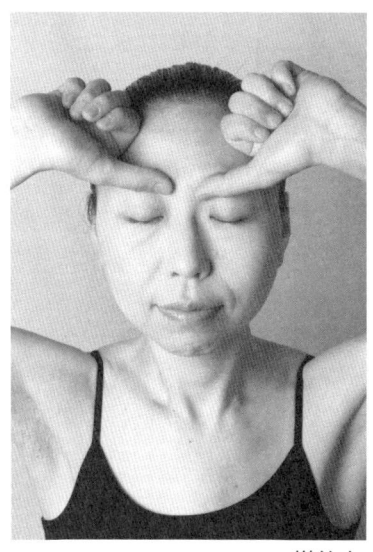

晴明穴

攅竹穴

韓方実践
体も心もスッキリ！
1) 体の症状編

せき

原因

カゼ、肺炎、結核、ぜんそく、肺ガンなどの病気にかかったとき、ほこりや冷たすぎたり熱すぎたりする空気の刺激を受けたとき、体の防御作用として、せきが出ます。

暮らしのワンポイントアドバイス

ほこりと冷気・熱気を避けることが基本です。せきが続く場合は、大根、ギンナン、ユズを食べるとよいといわれてきました。

大根には、ビタミンCとジアスターゼという消化酵素が含まれていて、消化機能を円滑にし、せきを抑えるからです。皮は栄養素が豊富なので、皮ごとおろして食べましょう。

ギンナンは呼吸器を丈夫にし、炎症を抑える効果があるので、せきがひどいときに効果的です。皮をむいたギンナンを油で軽く炒めて食べましょう。ただし、弱い毒性があるので、1日10個以上（子どもは7個以上）は食べないように注意してください。

ユズにはレモンの3倍のビタミンCが含まれていて、カゼに効きます。ユズのハチミツ漬けを作って保存し、湯で溶かして飲むと効果的です。

【ユズのハチミツ漬けの作り方】

① ユズ5個をきれいに洗って、水気を取る。
② それぞれ4等分に切り、種を取り出す。
③ 皮ごと細かくスライスする。
④ 蓋付きのガラスビンの底に、スライスしたユズを1段敷きつめる。
⑤ ④の上にハチミツをかける。
⑥ 残りも同様に、ユズ、ハチミツ、ユズ、ハチミツの順に敷いていき、最後はハチミツを上にする（ハチミツは、ユズ5個に対して500g）。
⑦ 蓋をして、1日常温で置いてから、冷蔵庫で保管する。

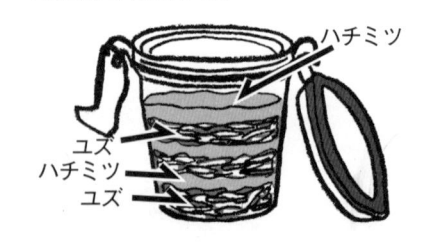

【ユズ茶の飲み方】

カップにティースプーン2杯くらいのユズのハチミツ漬けを入れ、お湯を注ぎ、よくかきまぜて飲む。

Lesson3

のどが痛い

原因

乾燥しているところに長くいてのどの粘膜が乾く、のどに炎症が起きた、せきでのどが刺激を受けた、しゃべりすぎたなどです。

治療方法

炎症を取り除き、のどの粘膜がうるおうようにして、防御力を高めます。飲酒や喫煙をやめ、冷たい風やほこりなどの刺激もできるだけ避けましょう。頻繁に水分を摂り、口の中と気管支の粘膜をしめらせると効果的です。

暮らしのワンポイントアドバイス

のどが弱い人は、ふだんから韓方茶を飲むとよいです。カリン茶、梅茶、ハチミツか水あめを入れた大根の汁、陳皮茶(ミカンの皮を乾燥させて煮出したお茶)をおすすめします。

カリンは肺と気管支を丈夫にし、湿気を取り、たん、ぜんそく、肺炎などに効果的です。とくに、声がかれたときやカゼに効きます。カリン茶は最近、大きなスーパーで売られるようになりました。

梅に含まれている有機酸は疲れを取り除き、のどの痛みをやわらげます。ハチミツ、水あめ、大根はのどの炎症を抑え、大根にはビタミンが多く含まれています。

急に声がかれたり出にくくなった場合は、陳皮茶がよいでしょう(熱があったり下痢をしているときは飲まないほうがよい。作り方は90ページ参照)。

【梅茶の作り方と飲み方】
①青梅1、砂糖1.2の割合で用意する。
②青梅をよく洗い、表面にフォークなどで穴を開ける。
③広口ビンに梅を敷きつめ、砂糖を振りかける。同様に梅と砂糖を重ねていき、最後は砂糖を上にする。
④周囲を紙で覆い、冷暗所に1～1カ月半置く。砂糖が梅に浸透するように、1日数回ビンを振るとよい。
⑤青梅がしおれたら完成。汁をガーゼでこし、ビンに入れて冷暗所で保存。
⑥おちょこ1杯が適量。

【大根の汁の作り方と飲み方】
①大根を1.5cm角に切る。
②ビンに切った大根と、ひたひたになる程度のハチミツを入れる。
③大根から汁が出てきたら完成(約5時間)。
④おちょこ1杯が適量。飲みにくいときは、お湯で割ると飲みやすい。

韓方実践
体も心もスッキリ！
1）体の症状編

カ　ゼ

原　因

　韓方医学では、カゼは、「邪気」すなわち悪い気運が体に入ってきた状態と見なします。外部の寒さ、風、湿気などに体が勝てなくなったために、それらの気運が体内に入ってくると考えるのです。つまり、体の邪気を防御する機能が弱まるから、カゼをひくわけです。ですから、カゼの予防と治療は、精気をどれだけ鍛えられるかにかかっています。

治療方法

　体を温め、体に入ってきた邪気を汗をかいて外に出すことが基本です。すぐに薬を飲むのは、おすすめできません。寒気がするときは、熱いスープを飲んだり、半身浴（37～39℃の湯にみぞおちの下まで15～20分つかる）をして、汗をかいてください。
　せきやたんが出る場合は、水をたくさん飲み、鼻が詰まって息苦しいときは、温かいタオルを鼻と額の間にのせるとよいでしょう。

暮らしのワンポイントアドバイス

　規則正しい生活や十分な休息、適度な運動などで体の精気が弱まらないようにすることが、何より大切です。
　ミカンの皮にはビタミンCが多く含まれているので、陳皮茶を飲むと、カゼが予防できます。
　たんがひどいときは、レンコンが効きます。気管支の機能を円滑にし、たんをなくす効能があるからです。
　寒気がする場合は、ショウガ茶やシナモンティーを飲むと温まります。

【陳皮の作り方】
①ボウルに水をたっぷり入れ、酢を2～3滴たらす。
②①にミカンの皮10個分を1日漬ける。
③流水でミカンの皮を洗った後、細くスライスする。
④③を干して乾燥させる。

【陳皮茶の飲み方】
①やかんに水1ℓと上記④30gを入れ、常温で約15分置く。
②最初は中火、沸騰したら弱火で、1時間煮出す。
③1日3回を目安に、おちょこ1杯を好みの温度で飲む。

Lesson3

◐ めまい

原因

体のバランスを維持する平衡器官の異常、ひどい出血や過度なストレス、情緒不安定、高血圧などによって、脳に送られる血液の量が急激に少なくなったときに、起こります。

治療方法

めまいを起こす原因を取り除き、気血の循環を元に戻すために、湧泉穴（ゆうせんけつ）を押します。

湧泉穴は、足の裏にある土踏まずのやや上の中央、足の指を曲げたときにへこむところです。ここを親指で繰り返し押すと、血液の循環がスムーズになり、めまいを緩和できます。

暮らしのワンポイントアドバイス

日ごろから、自分の体質に合った食べものをバランスよく食べ、体質に合った運動をおこないましょう（Lesson2 参照）。そして、気力の低下を避け、精神的なストレスを解消できるように、ふだんから心がけてください。

長時間、同じ姿勢でいないことも大切です。パソコン操作のように同じ姿勢での作業に携わる人は、ときどき体を動かしてほぐしてください。お酒の飲みすぎも要注意です。

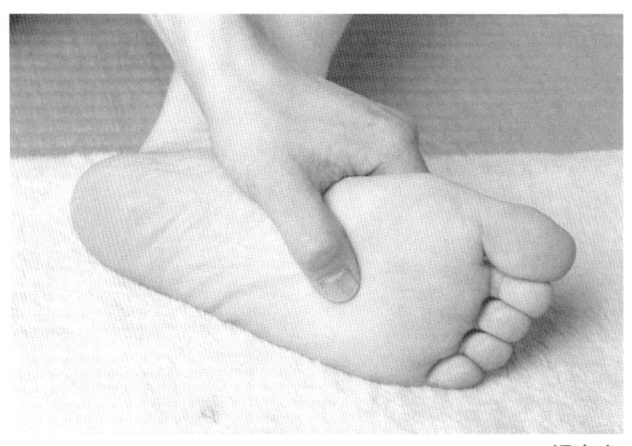

湧泉穴

韓方実践
体も心もスッキリ！
1）体の症状編

◯ アレルギー性鼻炎

原因

体の正気が弱り、邪気が強くなると、免疫力が低下します。そのため、冷たい空気や花粉、ほこりなどのアレルギーを起こす抗原に勝てなくなるのです。

治療方法

五臓六腑の機能を強化し、気血の循環をスムーズにし、体の免疫力を高めます。迎香穴（げいこうけつ）を押しましょう。

迎香穴は、小鼻のすぐ横の少しくぼんだところです。ここを人差し指で押すと、鼻詰まり、アレルギー性鼻炎、蓄膿症（ちくのう）などに効果的です。また、両眉毛の真ん中から前髪の生え際まで一直線につながるところを親指で押すようにマッサージすると、予防できます。

暮らしのワンポイントアドバイス

免疫力が低下しないように、体質に合った食べものを食べ、適度に運動します。偏食と暴飲暴食は確実に免疫力を低下させるので、栄養のバランスにとくに気をつけましょう。人参、レンコン、ジャガイモ、緑黄色野菜をたくさん摂ります。

また、ほこりやダニ、カビは湿度の高い環境で繁殖するため、除湿剤などで室内の湿気を調節し、カーテンやカーペットなどは頻繁に洗濯し、清潔にしなければなりません。換気もこまめにおこない、空気を入れ替えます。ただ、風の強い日は窓を開けないようにしてください。

外出の際は花粉情報をチェックし、清潔なマスクを身につけましょう。そして、アレルギーを起こす草や木を触らないように気をつけます。外から帰ってきたら、必ず家の外で服についたほこりを取り、症状がひどいときはすぐにシャワーを浴び、手と顔をよく洗いましょう。

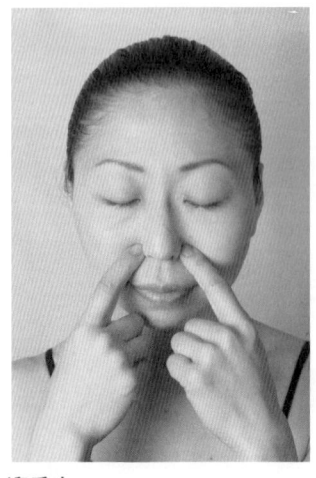

迎香穴

胃が痛い

原因

不規則な食事や暴飲暴食によって胃酸が過剰に分泌されると、胃がキリキリ痛みます。

治療方法

中脘穴や合谷穴を押しましょう。

中脘穴は、へそとみぞおちの間にあります。ここを押すと、胃潰瘍、慢性胃炎、胃けいれんなどの症状が緩和できます。

合谷穴は、手の甲を上にして指を伸ばしたとき、親指と人差し指の骨の付け根がぶつかるところです。ここを押すと、胃の痛みの解消に効果的です。

暮らしのワンポイントアドバイス

胃が痛くなりやすい人は、決まった時間に適度な量を食べるように心がけましょう。また、胃の粘膜を刺激する辛い食べものや塩分の多い食べものを避けてください。

アーモンドミルクを飲むと、胃酸過多が抑えられます。牛乳150cc、スライスしたアーモンド2粒、ハチミツ小さじ2杯を用意し、ミキサーにかけるだけです。食欲がないときに、試してみてください。

また、ジャガイモの汁を毎日飲むと、朝に胃がキリキリ痛む症状が改善できるでしょう。ジャガイモ半個の皮をむいてすりおろし、ガーゼに入れてしぼってください。おちょこに1杯が適量です。

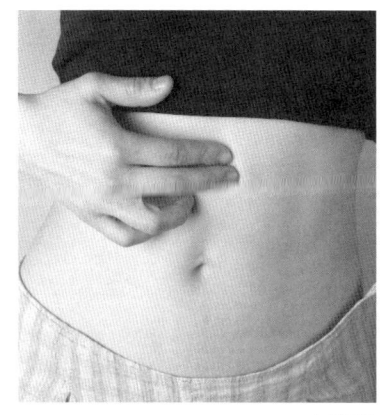

中脘穴

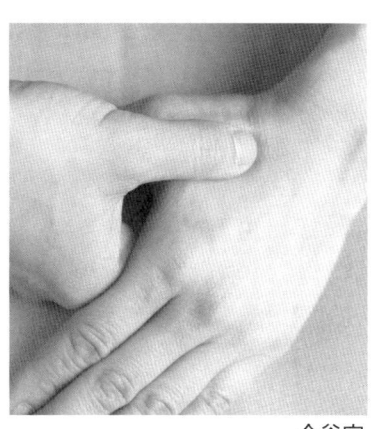

合谷穴

韓方実践
体も心もスッキリ！
1) 体の症状編

◯ 腹　痛

▮ 原　因

　消化不良、食あたり、便秘、下痢、胃・小腸・大腸・腹膜・すい臓の異常、冷えやストレスによって起きます。腹部の気血が滞ることも、原因のひとつです。

▮ 治療方法

　腹痛の原因が何かを正確に把握し、それに合った治療をおこないます。中脘穴（93ページ参照）や天枢穴を押すとよいでしょう。

　天枢穴は、へその左右の両側に指2本分（人差し指と中指）離れたところです。胃・小腸・大腸などの消化器系統の病気に効果的です。

　冷えが原因と思われる場合は、冷たい食べものを控えたり、腹巻をするなど、体の内側からも外側からも冷えを防ぎましょう。

　慢性的に腹痛に悩まされている場合は、体質が関係しているので、胃や脾臓のはたらきを強化しなければなりません。過食をやめ、冷たい食べものや飲みものの摂取を控えてください。

▮ 暮らしのワンポイントアドバイス

　規則正しい食生活と適度な運動で、内臓に異常が起きないようにすることが大切です。腹痛を起こしやすい人は、日常的に暴飲暴食と刺激の強い食べものや脂っこい食べものを控え、淡白で消化しやすい食べものを摂取します。

　大根、長イモ、豆腐、ヨーグルト、バナナ、リンゴなどがおすすめです。また、食物繊維は、大腸の老廃物をうまく排出できるようにし、便秘を予防します。ゴボウ、サツマイモ、リンゴ、バナナなどの野菜や果物を多く摂ってください。

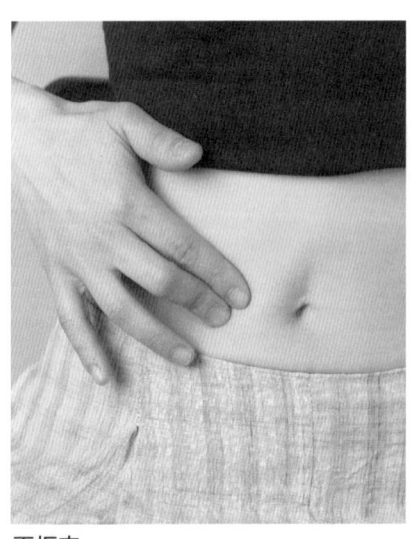

天枢穴

吐き気・嘔吐

原因

本来は下半身に下りていかなければならない胃の気が、脾臓や胃腸の機能の低下、インスタント食品や添加物入りの食品の摂取、暴食、薬物、精神的ストレスなどによって、上半身に上がっていくためにあらわれる症状です。

治療方法

上半身に上がっていく胃の気を下半身に下ろし、たんをなくし、上半身にたまった気をほぐします。そして、弱った脾臓や胃腸を丈夫にし、食べものの消化や吸収が円滑にできるようにします。

内関穴や中脘穴を押すとよいでしょう。

内関穴は、手のひらを上にして手首を曲げたとき、腕の内側にできる2つの筋肉の間にあります。手首を曲げたところから指2本分(人差し指と中指)、上がったところです。中脘穴は93ページを参照してください。この2カ所を押すと、吐き気が抑えられます。

暮らしのワンポイントアドバイス

ショウガ茶や手作りの陳皮茶(90ページ参照)がおすすめです。ショウガは胃腸の運動を促進し、消化や吸収をスムーズにします。ショウガ茶は、大手スーパーやデパートでも広く販売されています。ミカンの皮はたまった気をほぐし、胃腸を丈夫にします。

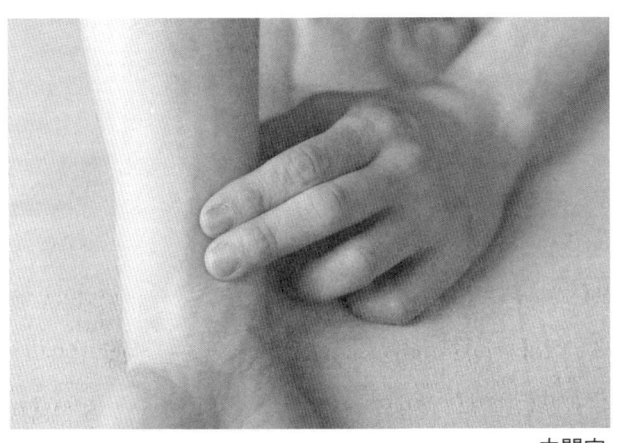

内関穴

韓方実践
体も心もスッキリ！
1）体の症状編

◐ 下 痢

原因

精神的なストレス、お酒の飲みすぎ、食べすぎ、冷たい食べもので体内が冷えたときに、起きます。また、繊細な性格の人に起こりやすい症状です。

治療方法

胃と腸の機能を高め、体内に入ってきた食べものの吸収や排泄が正しくおこなわれるようにします。天枢穴（94ページ参照）と中脘穴（93ページ参照）を押しましょう。天枢穴を押すと慢性の下痢の症状がやわらぎ、中脘穴を押すと胃のはたらきが促進されます。

暮らしのワンポイントアドバイス

部屋の冷えすぎや冷たい食べものの食べすぎはお腹を冷やします。夏でも、お腹を覆う下着や腹巻きを身につけて、いつもお腹を温かくしてください。脂っこい食べもの、辛い食べもの、お酒も、よくありません。

手のひらを使ってへそを中心に丸くマッサージしたり、さすると、症状を緩和できます。

◐ 低血圧

原因

循環器系統が弱ったときに生じ、倦怠感やめまいが起きます。

治療方法

循環器系統のはたらきを取り戻し、血液をスムーズに循環させます。合谷穴（93ページ参照）と足三里を押すと効果的です。足三里は、ひざの外側のくぼんでいる部分から指3本分（人差し指、中指、薬指）下がったところです。また、適度な運動によって体内の血液を循環させましょう。

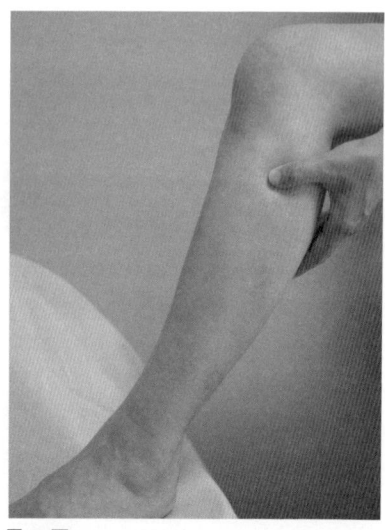

足三里

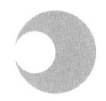

高血圧

原因

「陰」が弱って「陽」を抑止できず、火の気が上半身に上がるために、起こります。とくに、肥満体質の場合、脂肪の細胞が増えるにつれて供給する酸素の量も増えなければならないため、心臓が激しく動きます。その結果、血圧が高くなりやすいのです。

治療方法

上半身に上がる火の気を下げ、血液循環をスムーズにします。太っている場合は、体脂肪を減らす治療も並行しておこなうほうがよいでしょう。

初期症状を緩和するためには、陽谿穴を押します。陽谿穴は、手の甲を上に向けて反らしたとき、親指につながる骨の付け根の部分、手首の曲がるところです。この少しくぼんだところを親指で押さえます。

暮らしのワンポイントアドバイス

脂っこくてカロリーの高い食べもの、刺激物、お酒は避けたほうがよいでしょう。脂肪が少なく、淡白な食べものがおすすめ。高血圧に効く食べものは、グリーンピース、人参、春菊、海藻類などです。

また、葛根のお茶(98ページ参照)や決明子茶(日本ではハブ茶という名称で売られていることが多い)をおすすめします。

葛根のお茶は高血圧による頭痛に効くといわれてきました。葛の根に含まれるダイドゼインにけいれんを抑える作用や血管を拡張させるはたらきがあるため、高血圧に効果的なのです。

ハブ茶の原料はマメ科のエビスグサで、中国では決明子と呼んでいます。種を煎じて飲むと、高血圧や眼病によいといわれてきました。

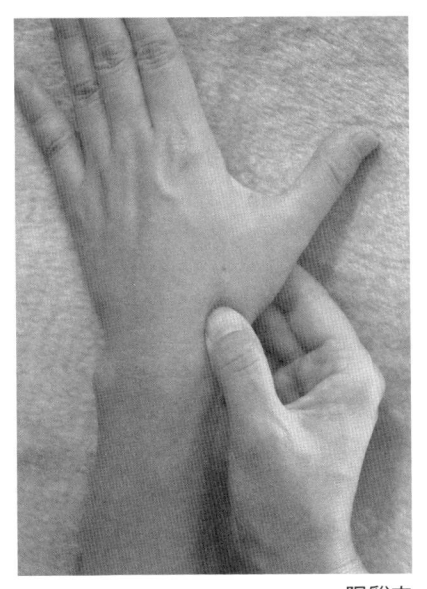

陽谿穴

韓方実践
体も心もスッキリ！
1）体の症状編

● 二日酔い

原因

過度な量の飲酒や休肝日なしの飲酒によって、体内でアルコールが分解されないと、アルコールの酸化不純物であるアセトアルデヒドが体内に蓄積されます。それを肝臓が消化しきれないと、頭痛、嘔吐、ムカムカ感、下痢などの症状があらわれます。

韓方医学では、お酒は水と火の極端な性質が合わさったものと考えます。人間の体は本来「水昇火降」が理想です。しかし、飲みすぎると火の気運が上半身に上がり、水の気運が下半身に下がって、気血の循環がスムーズにできません。したがって、体に負担がかかるのです。

治療方法

飲酒によってバランスのとれなくなったさまざまな内臓の機能を正常化し、気血の循環をスムーズにします。ムカムカするのは、胃腸の機能が弱ったためです。

胃痛があるときは、合谷穴（93ページ参照）を押しましょう。吐き気があるときは、足三里（96ページ参照）と内関穴（95ページ参照）を押すと効果的です。

暮らしのワンポイントアドバイス

当たり前ですが、飲みすぎないこと。肝臓は、アルコール分解後3〜4日は休んだほうがよいのです。

お酒を飲む前に牛乳をコップ1杯飲むと、胃を保護し、二日酔いを予防します。お酒を飲んだ後は、水をたくさん飲んでください。また、カップにお湯をそそぎ、小さじ2杯のハチミツを入れて飲むと、のどの渇きを解消するだけでなく、脱水症状も予防できます。

二日酔いによるのどの渇きに効くのは葛です。『東医宝鑑』に「葛は二日酔いに効く」と書かれています。けいれんを抑え、体を温め、下痢を止め、のどの渇きを解消します。葛根（葛の根）のお茶や葛湯が飲みやすいでしょう。

葛根のお茶は、葛根をやかんに入れ、煮出して飲みます。香りがきつくないので、飲みやすいはず。葛根は、インターネットや韓国食材店で手に入ります。

葛湯は、少量の水で溶いた小さじ1杯の葛をカップに入れ、沸騰した湯200ccを少しずつ注ぎ、透明になるまでかき混ぜて、つくります。好みで、ハチミツやすったショウガを入れても、いいでしょう。

便秘

原因

　腸内の水分が足りないとき、大腸の機能の障害によってぜん動運動（大腸が内容物を送る運動）や収縮運動がスムーズにできなくなったとき、便を長時間がまんしたとき、ひどいストレスで大腸が本来の機能を果たせないときに、発生します。

治療方法

　弱った大腸の機能を高め、吸収と排泄がスムーズにできるようにします。腹部のマッサージや腹式呼吸などで、腸を丈夫にしましょう。
　腹部のマッサージは、右側の下腹を時計回りの方向に、こぶしのままこすります。毎朝、トイレに座って10分おこなうと効果的です。
　息を吸い込むときにお腹を膨らませ、吐き出すときにへこませる腹式呼吸も、ぜん動運動を活性化させます。
　便秘の解消に役に立つツボは、天枢穴（94ページ参照）です。

暮らしのワンポイントアドバイス

　背筋をまっすぐ伸ばし、下腹に力を入れる癖を身につけましょう。大腸のはたらきがよくなります。
　そして、便秘の予防と解消には正しい食生活が大切です。インスタント食品、加工食品、ファストフード、不規則な食事時間は、よくありません。
　女性は、ダイエットのしすぎで便秘になるケースが多く見られます。食べる量が少ないために便の量が減り、腸が便を外側に押し出せずに硬くなって、便秘になるのです。過剰な少食は避けてください。
　また、パンや麺類など小麦粉製品より、ゴボウやリンゴしなど食物繊維の豊富な食べものを摂りましょう。とくに、精製された小麦粉は食物繊維のほとんどが失われているので、便秘の原因になります。パンを食べるときは、全粒粉パンや胚芽パンのほうがよいでしょう。
　食物繊維は水分の吸収機能が優れ、便の量を増やし、ぜん動運動を促進するため、老廃物を素早く排出します。その際、腸内の有害物をいっしょに排出し、腸をきれいにするのに大きな役割を果たすわけです。また、腸内の有益な菌のえさとなるので、有益な菌を増殖させ、コレステロールの数値を調節し、生活習慣病も予防します。
　陳皮は大腸の機能をスムーズにし、消化を助け、便秘を予防します。陳皮茶（90ページ参照）がおすすめです。

韓方実践
体も心もスッキリ！
1) 体の症状編

◐ 体がだるい、疲れやすい

原因

蓄積されたストレス、不十分な休息、不規則な生活などによって気血の循環が低下し、体力が落ちたときに、起こります。糖尿病や甲状腺に異常がある場合も、疲れが取れにくくなります。

治療方法

低下した気力を取り戻さなければなりません。そのためには、血液が滞ったところをスッキリさせ、気血の循環を正常に戻します。気海穴を押しましょう。気海穴は、へそから指2本分（人差し指と中指）下に下がったところです。ここを押すと全身の気が補充され、体力が補われます。

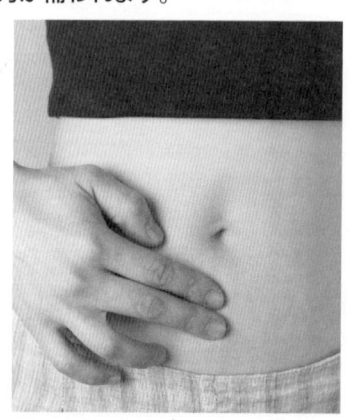

気海穴

暮らしのワンポイントアドバイス

規則正しい生活をして、十分な休息と睡眠を心がけましょう。また、さまざまな栄養素をバランスよく摂り、適度な運動をして、気力を高めることが大切です。

疲れがひどいときは、ツボ押しのほか、黄耆茶をおすすめします。黄花黄耆の根は、昔から気を補充する貴重な薬材として使われてきました。弱った心臓を丈夫にし、気運を高め、疲労を取ります。インターネットや韓国食材店で手に入るので、適量をやかんに入れて煮出し、飲んでください。

◐ 食欲不振

原因

過度のストレスなどで胃腸が弱っているからです。働きすぎや暑さによって体力が急激に落ちた場合も、食欲がなくなります。

治療方法

弱った胃の機能を正常化させれば、衰えた体力が戻ります。足三里（96ページ参照）を押しましょう。胃の機能が回復し、食欲が戻ります。

Lesson3

◐ 肩がこる

原因

　外部からの衝撃で筋肉や関節が損傷したときや、日常的に重いものを運んだりパソコン作業など一定の姿勢を長時間し続ける場合に起きます。そのほか、不自然な姿勢を続ける、体力を考慮せずに無理な運動をした、ひどいストレスを受けて首や肩の筋肉が固まり血行がスムーズに流れない、老化などによっても起きます。

治療方法

　血行を妨げる瘀血をなくし、固まった筋肉をほぐして痛みを取ります。肩井穴（けんせいけつ）や大椎穴（だいついけつ）を押しましょう。

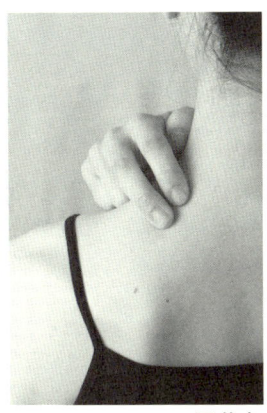

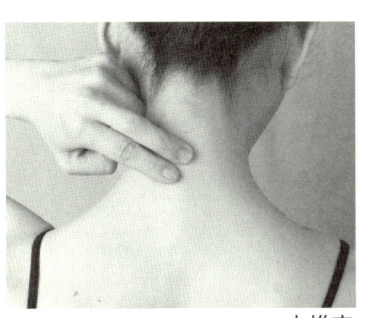

　肩井穴は両肩の上の部分で、自分の乳頭から垂直に上がって肩の付け根とぶつかるところです。左の肩は右手、右の肩は左手の人差し指と中指で押します。大椎穴は、首と肩がぶつかるところです。首の一番下の部分を人差し指と中指で押すと、肩のまわりの血行がよくなり、痛みが緩和します。

暮らしのワンポイントアドバイス

　肩の筋肉のストレッチをしましょう。バンザイして腕を伸ばす、前や後ろに腕を伸ばす、腕を回して肩の関節を回転させる、などの方法があります。肩はもっとも自由に動かせる関節なので、上下左右に動かすのが一番のおすすめです。

　また、あまりに硬直した「気をつけ」の姿勢は、肩の筋肉を緊張させ、肩こりを悪化させるので、肩の力を抜くようにしてください。

　五十肩の場合は、葛根のお茶(98ページ参照)と菊の花のお茶が効きます。葛根のお茶は、硬くなった肩の筋肉をほぐすのに効果的です。菊の花のお茶は、肩こりに加えて、二日酔い、頭痛、高血圧なども予防します。

肩井穴　　　　　　大椎穴

101

韓方実践
体も心もスッキリ！
1) 体の症状編

● 口内炎

原因

　口の中に汚れがたまっているとき、ウィルスが侵入したとき、喫煙、栄養不足などが原因です。韓方医学では、とくに胃腸や心臓に熱がたまったときに発生すると考えます。また、ひどいストレスや疲れ、過食により、上半身に不必要な熱が集まって発生することもあります。

暮らしのワンポイントアドバイス

　体の上半身にたまった熱を取り除き、全般的な気血の循環を正常化し、免疫力を高めます。
　水分を多く摂る、うがいをこまめにするなど、口の中の衛生管理に気をつけます。さまざまな栄養素をまんべんなく摂取し、脂っこい食べもの、刺激の強いものを避け、暴飲暴食や喫煙を避けてください。
　また、ストレスは体の上半身に火をためます。疲労がたまらないように、休息や睡眠を十分にとりましょう。

● 口　臭

原因

　虫歯、口内炎、歯茎の炎症が、おもな原因です。刺激の強い食べものを頻繁に食べたとき、喫煙、口の中が乾きやすい場合にも起きることがあります。
　胃腸や肺、肝臓などに熱がたまったときは、ひどくなります。慢性的な消化不良や大腸の障害により、食べものの消化と吸収、あるいは排泄に異常が生じて発生するガスも、原因のひとつです。

暮らしのワンポイントアドバイス

　内臓の機能を正常化し、気血の循環をスムーズにすることです。食べものの消化や吸収、排泄がうまくできるようにします。
　いつも口の中を清潔にし、喫煙、飲酒、刺激の強い食べものの摂取を控え、水をたくさん飲みましょう。食物繊維の豊富なサツマイモやゴボウなどの野菜やリンゴなどの果物を食べると、消化・排泄機能が高まり、予防できます。

アトピー

原　因

　韓方医学は、アトピーの根本的な原因を「熱の毒」と見ています。風、寒さ、暑さ、湿気など外部の邪気が体内に侵入し、さまざまな機能が弱って、気血の流れが悪くなって生じた熱が肌の外側にあらわれると考えるのです。

治療方法

　体内の毒素と老廃物をなくし、免疫力を高め、肌のバランスを保ち、肌の機能を強化します。原因は個人によって違うので、素人判断を避け、韓方医や専門医の診察を受けましょう。

暮らしのワンポイントアドバイス

　肌は外部の環境に敏感なので、適切な温度と湿度を維持しなければなりません。そして、なるべく室内と室外の温度差がないように気をつけ、冷房・暖房の使いすぎに注意しましょう。夏は温度25～28℃、湿度50％程度、冬は温度18～20℃、湿度50～60％が、望ましい冷暖房の設定です。

　十分な換気も欠かせません。換気しないと室内の空気が汚染され、カビやダニが増え、アトピーを悪化させます。

　環境汚染によるほこりやダニなどの分泌物は、アトピーをはじめ、さまざまな皮膚病、呼吸器系統の病気を悪化させる原因です。タンス、ソファー、ベッド、カーテン、エアコンなどをこまめに掃除しましょう。

　洗顔、手洗い、入浴のときは、刺激物が含まれていない無添加石けんを使います。ゴシゴシとではなく、手でやさしく洗ってください。

　風呂から上がったら、水気はタオルでこすらず、たたくような感じで拭きます。乾燥がひどいときは、肌に合った、添加物のなるべく含まれていない保湿クリームを塗ってもよいでしょう。

　また、強い紫外線は、肌の防御機能を弱め、アトピーを悪化させます。帽子をかぶる、初夏から夏は薄い長袖の服を着るなど、紫外線が肌に直接当たらないように注意しなければなりません。

　インスタント食品、食品添加物やカフェインが入っている食品、お酒は体の免疫力を低下させるので、控えてください。昆布やホウレン草などビタミンとミネラルが豊富な旬のものを食べましょう。

　健康状態や体力を配慮した適度な運動は、免疫力を高め、アトピーの予防にも効果的です。

韓方実践
体も心もスッキリ！
1) 体の症状編

腰痛

原因

寒さ、湿気、風などの邪気の侵入、腎臓の機能の衰えなどで陽気が足りなくなると、腰の筋肉や骨が弱り、痛みを伴います。また、外部からの衝撃によって老廃物がたまって血液がスムーズに循環しなくなったり、ストレスによっても発生します。そのほかの原因は、一日中椅子に座っている、不自然な姿勢で座っている、十分に歩かない、いつも背中が曲がっている、足に合わない靴を履くなどです。

治療方法

気血の循環を妨害する瘀血や湿気を取り除き、内臓、骨、筋肉を強化します。腰痛解消に効くツボは、志室穴と座骨神経点です。

志室穴は、4本の指を前にして、気をつけの姿勢で腰に手を当てたときの親指の位置。へそと同じ高さです。座骨神経点は、薬指と小指の間です。これらを押すと、腰痛に効果があります。

暮らしのワンポイントアドバイス

一番よいのはウォーキングです。前かがみにならず、胸と肩を張り、背中を伸ばして歩きましょう。立っているときも、背中を伸ばします。ただし、無理に力を入れないでください。

座るときの姿勢にも気を配りましょう。背中を曲げたまま座ったり、椅子の背にもたれるのは、よくありません。必ず椅子に深く腰かけ、腰と背中を伸ばします。足は組まないように。

立っていても、座っていても、同じ姿勢を30分以上続けると腰に負担がかかります。2～3分でもいいので、こまめに違う姿勢をとってください。

靴の選び方も大切です。足に比べて

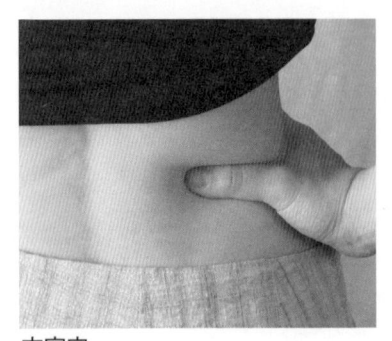

志室穴

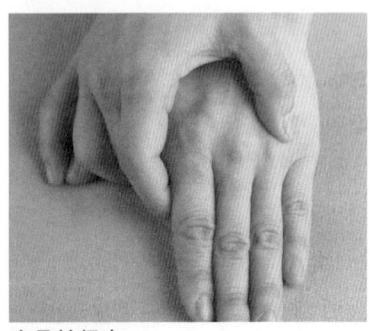

座骨神経点

Lesson3

幅の狭い靴やハイヒールは、腰に負担がかかるので、おすすめできません。

立って仕事するときは約10cmの踏み台を置いて、片足ずつ交代でのせると、かなり楽です。ものを持ち上げるときは、ひざを曲げると腰の負担をやわらげられます。洗面台で顔を洗うときも、ひざを少し曲げたり、片足を踏み台にのせましょう。

運転するときは、背中を座席にしっかり当て、ハンドルを近づけると、腰の負担が軽くなります。

ひざが痛い

原因

ひざの関節に炎症が起きたり、関節の間で緩衝の役割をする軟骨が削られると、痛くなります。

治療方法

ひざに入った湿気を取り除き、気血の循環をスムーズにし、骨と関節を丈夫にします。ひざの皿の内側の上端から指3本分(人差し指・中指・薬指)上にある血海穴(けっかいけつ)を押すと、血行がスムーズになり、痛みがやわらげられます。

暮らしのワンポイントアドバイス

関節に負担がかからないように、適切な体重を維持します。そして、関節を丈夫にするために、運動をしなければなりません。

関節は温度や湿度に敏感です。あまり暑くも寒くもなく、湿度も適度になるように、室温や衣服に注意します。

関節の炎症を起きにくくするためには、下半身を温めると効果的です。1週間に2～3回下半身浴(90ページ参照)をしたり、就寝15分前に足湯(深めの洗面器などに40～42℃の湯をはり、足首まで15分つかる。冷めないように湯を足したり、周囲をビニールで覆うとよい)をするとよいでしょう。

脂っこい食べものやファストフードは肥満になりやすく、ひざに負担をかけるので、ひかえましょう。肉類より新鮮な野菜や果物、雑穀類、魚などをおすすめします。

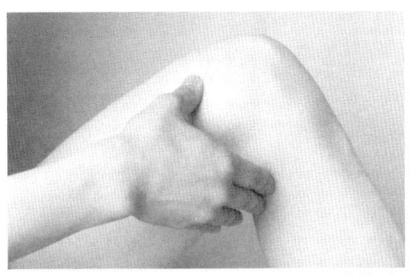

血海穴

韓方実践
体も心もスッキリ！
1）体の症状編

◐ 肥　満

▍原　因

　摂取したカロリーより消費したカロリーの量が少ないときに、起こります。食べる量に比べて運動が足りないため、摂取したエネルギーが消費されずに、脂肪として蓄積されるからです。韓方医学では、毒素によって気血の循環がスムーズでなくなり、血液が詰まるために太ると考えています。

▍治療方法

　体内に蓄積された毒素や老廃物を排出し、詰まった気血の循環を正常化します。また、ライフスタイルを正し、太りにくい体質に改善します。

▶部位別のダイエット◀

お腹
　天枢穴（94ページ参照）を押すと、腹部のぜい肉が落ちやすくなり、便秘の予防にもなります。

二の腕
　腕を曲げたとき、しわの外側のくぼんでいる曲池穴（きょくちけつ）を親指で押すと、腕の気血循環がスムーズになり、腕のぜい肉が落ちやすくなります。

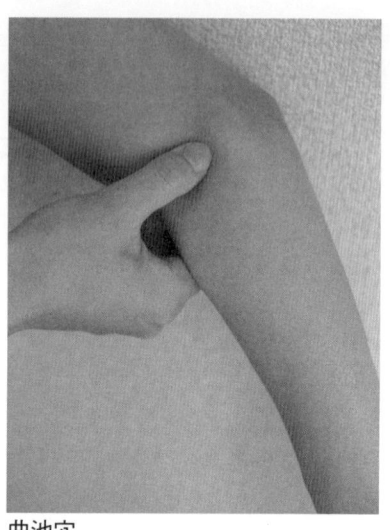

曲池穴

お尻
　お尻のすぐ下のたるみ（だいたい下着のライン）の中間にある承扶穴（しょうふけつ）を人

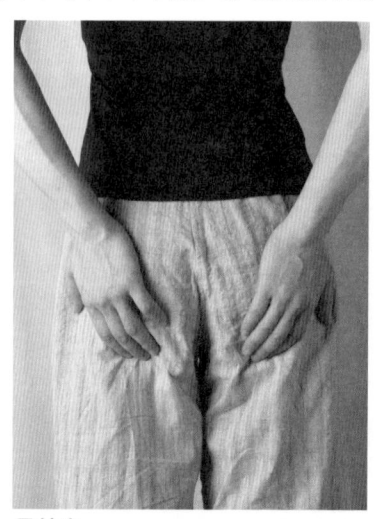

承扶穴

差し指、中指、薬指で押すと、お尻の気血の循環がスムーズになり、脂肪がつきにくくなります。

太もも

太ももの後ろの真ん中にある殷門穴を人差し指、中指、薬指で押すと、垂れ下がったお尻が引きしまり、弾力が出やすくなります。

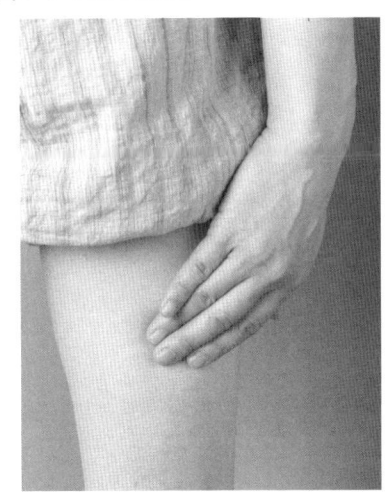

殷門穴

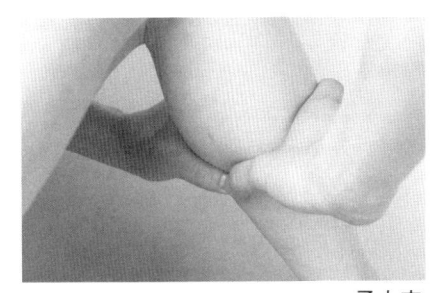

承山穴

ふくらはぎ

ふくらはぎに力を入れたとき、出っ張る部位の真ん中にある承山穴を両手の親指で押すと、ふくらはぎの固まった筋肉がほぐれ、脂肪を分解します。

暮らしのワンポイントアドバイス

食事の量が多く、時間が不規則な場合、エネルギーが効率的に消費されないため、太ります。適量を決まった時間に食べましょう。インスタント食品、脂っこい食べもの、カフェイン、お酒を避け、食物繊維を多く摂ります。

もちろん、運動は大切です。体脂肪を減らす有酸素運動と、基礎代謝量を高めて肥満のリバウンドを防ぐ無酸素運動を並行しておこないましょう。

ウォーキング、ジョギング、水泳、エアロビクスのような有酸素運動は同じ動きの継続によって酸素を十分に取り込み、脂肪を効率よく燃焼させる全身運動です。その結果、カロリーが消費されやすくなります。無酸素運動は、筋力トレーニングや短距離走のような一気に力を入れる運動です。

また、過度なストレスは気血の循環を妨げ、太る原因となるうえに、暴食にもつながります。ストレスを受けやすい人は、適度な運動や趣味など、自分なりの解消方法を見つけるように心がけてください。

韓方実践
体も心もスッキリ！
1) 体の症状編

▼ダイエットに効く韓方茶◢

陳皮茶（90ページ参照）
　陳皮は新陳代謝を促進し、体脂肪の分解を助けます。

ハト麦茶
　ハト麦は解毒作用があり、利尿作用にも優れているので、水分の排出を助けます。したがって、水分が蓄積されて太った場合や、むくみの解消に効果的です。また、胃腸を丈夫にするので、消化機能を高めます。
　韓国ではユルム茶と呼ばれ、ハト麦をひいた粉にナツメやハチミツを加えた、トロッと白濁した甘い飲み物です。インターネットや韓国食材店で手に入るので、試してみてはいかがでしょうか。

上肢茶（じょうし）
　韓方医学では、桑の木を上肢と呼びます。『東医宝鑑』では、痩せすぎるほどの薬材と紹介されており、ダイエットに効果的です。食欲を抑えるとともに、摂取した食べものの吸収を抑え、体重を落とします。高血圧やめまいにもよいです。
　原料は桑の葉。日本では桑茶と呼ばれ、インターネットや健康食品店で手に入ります。

◯ 貧血

原因
　無理なダイエット、偏食で体に必要な栄養分が不足したとき、胃腸の機能が弱って栄養をしっかり消化・吸収できないときに、起きます。女性の場合は、周期的にある生理のために男性より血液が不足しがちなので、貧血になりやすいです。また、ストレスがたまると、起きやすくなります。

治療方法
　弱った胃腸の機能を正常化し、足りない血液を補充します。血海穴（111ページ参照）を押しましょう。
　血海穴は血液循環をスムーズにするので、貧血を予防できます。

暮らしのワンポイントアドバイス
　さまざまな栄養素をまんべんなく摂取し、ストレスを解消する必要があります。無理なダイエットや偏食をやめ、鉄分が豊富に含まれるひじきや青ノリ、レバー、ホウレン草などを十分に摂りましょう。

Lesson3

生理不順

原因

　韓方医学では、一言で生理不順といっても、さまざまな原因があると考えられています。極度なストレスや、子宮に瘀血がたまって冷えが生じることも、原因のひとつです。

治療方法

　中極穴を人差し指と中指で押しましょう。中極穴は、へそから指4本分（親指以外）、下に下がったところです。ここを押すと、生理痛や生理不順の改善に効果的です。

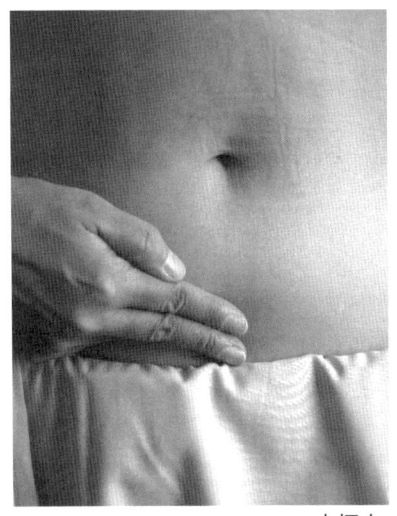

中極穴

暮らしのワンポイントアドバイス

　いつも下半身を温かくし、体が冷える原因となる露出度の高い服や体を締めつける服は控えます。そして、姿勢を正し、骨盤がずれないように心がけてください。

　また、適度な運動で気血の循環をスムーズにし、冷たい食べもの、インスタント食品、刺激性の強い食べものを避けましょう。

　ホルモンのバランスは、血圧や内臓に加えて、感情や欲求の変化にも関係するものです。したがって、それらを乱す睡眠不足、体重の増加、偏食、ストレスなどが悪影響を及ぼします。とくに、ストレスは自律神経のはたらきをにぶらせます。

　適切な体重の維持も大切です。とくに下半身が太っていると、血のめぐりが悪くなり、子宮によくありません。

　そして、生理不順に効果的なのは当帰茶です。当帰はセリ科の多年草で、「韓方医学では女性のための薬草」といわれてきました。現在は、インターネットや韓国食材店で手に入ります。

　当帰10g程度と300～500mlの水をやかんに入れ、煮出して飲んでください。ただし、下痢をしているときは飲まないようにしましょう。

韓方実践
体も心もスッキリ！
1) 体の症状編

◯ 更年期障害

原因

卵巣の機能が衰え、女性ホルモンであるエストロゲンの分泌が急激に低下するために起こります。女性ホルモンは、生殖器官をはたらかせて妊娠を可能にしたり、心臓や血液、骨、脳の中枢神経にも影響を及ぼします。したがって、女性ホルモンが十分に分泌されないと、ほてり、肩こり、耳鳴りなどの症状があらわれるのです。

治療方法

五臓六腑の機能が急激に弱まるので、そのはたらきを高め、足りなくなった気と血を補充します。同時に、上半身にたまった火の気運を改善し、心身ともに安定させます。

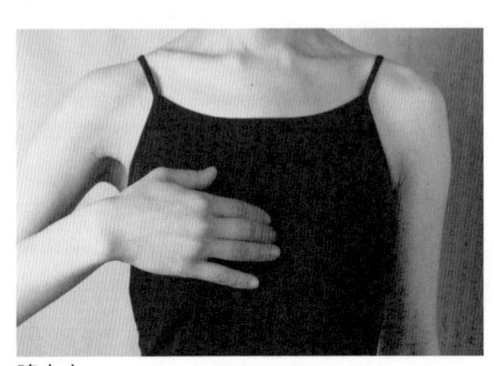

膻中穴

心境の変化が激しくなったり怒りっぽくなる場合は、左右の乳頭の真ん中、膻中穴を人差し指、中指、薬指で押しましょう。心を落ち着かせるのに効果的です。

暮らしのワンポイントアドバイス

インスタント食品、脂っこい食べもの、刺激物を控え、いろいろな栄養素をまんべんなく摂取しましょう。

とくに、高タンパク低カロリーの食事をおすすめします。質の高いタンパク質は気力を補充し、筋肉や骨格を丈夫にするからです。また、加齢によって新陳代謝機能が弱まり、若いときより太りやすくなります。したがって、野菜、ワカメや昆布のような海藻類など、カロリーの低い食べものがよいのです。

そして、更年期には骨が弱くなり、骨粗鬆症になりやすくなります。そこで、しらす干しやイワシ、桜えびなどの小魚や、乳製品のようなカルシウムが多く含まれる食べものと、魚、きのこ類、卵黄などカルシウムの吸収を助けるビタミンDが多く含まれる食べものを、十分に摂ってください。

海藻類に含まれるビタミンと無機質(カルシウム、マグネシウム、ヨウ素など)は血液をきれいにし、

血行をスムーズにします。しかも、アルギン酸が多いため、腸の運動を助けて便秘を予防し、鉄分は貧血を予防します。

豆類は、更年期にベストな食べものです。とくに、大豆にはイソフラボンがたくさん含まれています。イソフラボンはエストロゲンと構造が似ていて、骨のカルシウムの吸収率を高め、肌に弾力を与えます。つまり、エストロゲンと同じ効果を得られるため、閉経時に起こる不快な症状で悩む女性におすすめです。

さらに、豆類に含まれるサポニンは老化を防止し、認知症の予防に効果的です。

加えて、毎日の運動を暮らしに取り入れてください。気血の循環をスムーズにし、更年期の症状を緩和します。うつがひどい場合も、スポーツやダンスが効果的です。一人ではなく、友人や仲間といっしょにやるとよいでしょう。

更年期を楽しく過ごすには、さまざまな変化を自然なものとして受け入れ、前向きに考えることが何より大切です。急激な心身の変化を受け入れられず、意気消沈したり、ストレスを受けると、深刻なうつになりやすく、健康も悪化します。趣味や旅行などで心のやすらぎを取り戻してください。

尿失禁

原因

妊娠や出産などで膀胱や骨盤を支える筋肉が弱まると、生じます。女性ホルモンが減少する更年期にひどくなる場合があります。閉経期にはホルモンバランスが崩れるため、心身ともに異常をきたしやすく、尿失禁も起こりやすくなるのです。

暮らしのワンポイントアドバイス

尿をがまんするような感じで膣を10秒間収縮させて、元に戻します。これをケーゲル運動といい、朝昼晩に数回ずつやると、尿失禁が予防できます。

ホルモンバランスを整えるのによい食べものは豆類です。季節を問わず手に入り、調理もラクです。

韓国では、夏にコンククス(豆乳麺)をよく食べます。市販の豆乳に塩を好みで加え、そうめんを入れた豆乳スープ麺なら、家庭で簡単に作れます。松の実を散らしたり、キュウリの千切りやゆで卵をのせると、彩りもきれいです。

また、高麗人参にはホルモンバランスを整えるサポニンが多く含まれているので、試してみてください。

韓方実践
体も心もスッキリ！
1）体の症状編

● 冷え性

原因

体の疲れ、過度なストレス、寒いところで長く過ごす、体質に合わない生活習慣などによって、体の一部あるいは全身の血液循環が低下し、熱がうまく供給されなくなると、冷え性になりがちです。また、出産後に気力が急激に落ちたり十分に休めなかったときや、瘀血が血液循環を妨げる場合にも、起きやすくなります。

治療方法

基本は、血液循環がうまくおこなわれない根本的な原因を取り除き、体に津液（しんえき）(体内の血以外の水分) と血を補充することです。崩れた体のバランスがよくなると、冷え性と関連のある腹痛、腰病、低血圧などもよくなるでしょう。

暮らしのワンポイントアドバイス

もっとも大切なのは、ふだんから体を冷やさないようにすること。保温効果を高める衣服を身につけましょう。厚い服を1枚着るよりも、薄手の服を重ね着したほうが効果的です。

ミニスカートやショートパンツはおすすめできません。どうしても着たいときは、保温用の下着を身につけ、厚手のストッキングをはくとよいでしょう。

また、体を締めつける服ではなく、ゆとりのある服のほうが、予防できます。それは、血のめぐりがよくなるからです。

寒いところに長くいた場合は、帰宅後に足湯（105ページ参照）や半身浴（90ページ参照）をしましょう。冷たくなった体を温め、血行を促進します。疲労回復やむくみにも効果的です。ただし、長い時間の足湯や半身浴は、かえって体に負担がかかります。10〜15分を目安にしてください。

食事は規則的に摂るようにします。インスタント食品、脂っこい食べもの、小麦粉製品、カフェインは血液循環を妨げるので、控えましょう。

そして、ナツメ茶、ショウガ茶（薄くスライスしたショウガをハチミツに漬け、湯に溶かす）、高麗人参茶、シナモンティーなどの韓方茶がおすすめです。ナツメ茶は、ナツメを煮て砂糖やハチミツを加えた甘いお茶で、高麗人参茶とともに、インターネットや韓国食材店で入手できます。

適度な運動は、血液の循環をスムーズにし、体に温かい気を与えるので、継続してやりましょう。ジョギング、ハイキング、エアロビクスなどの有酸

素運動は、手足の冷えの解消に効果的です。

　また、生活のなかに体操を日常的に取り入れましょう。ここで、いくつか簡単な体操を紹介します。

①あおむけになって、両手と両足を天井に向かってまっすぐ伸ばしながら息を吸い込む。そして、息を吐き出しながら手足を下に下げる。

②正座して両手を前に伸ばし、手首を上下に動かす動作を繰り返す。

③床に座り、伸ばした両足の指を両手でつかむ。

　これらを続けると、血液の循環が改善され、顔に生気が戻り、手足が温かくなるなど、いろいろな効果が得られます。

　運動や体操が嫌いな人は、手の指先で足の指先をつまむような感じで引っ張るだけでも、手足の冷え性を解消するのに効果的です。体が温かく感じるまで続けてください。

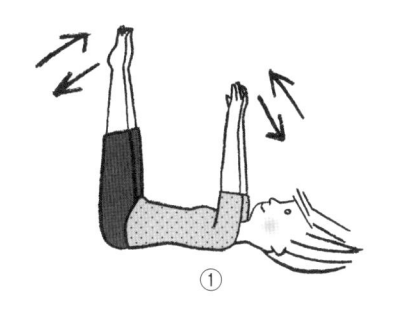

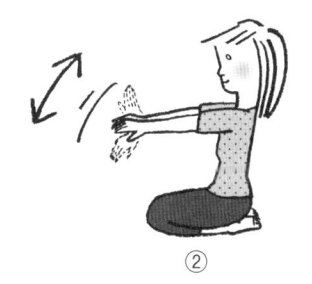

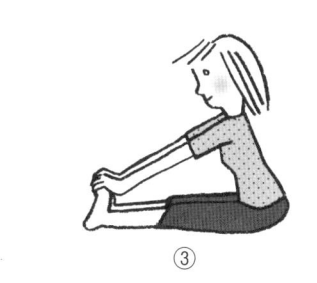

韓方実践
体も心もスッキリ！
2）心の症状編

● ストレス

原因

環境の変化、過度な業務、組織のルールや抑圧、病気、天候など、多くの原因が絡み合って発生します。ひどくなりがちなのは、繊細な性格や内向的な性格の場合です。

運動不足や運動のしすぎ、過食や偏食も、ストレスを引き起こす場合があります。不規則な日常生活も、体にストレスをかけがちです。こうしたストレスが過度になったり、長期にわたったりすると、自律神経や免疫のはたらきが低下し、頭痛や不眠、動悸、下痢、便秘、アレルギー、不安感など心身にさまざまな悪影響を及ぼします。

治療方法

胸にたまった火を取り除き、心を落ち着かせます。膻中穴を押しましょう（110ページ参照）。胸の深いところにまで入ってくる外部の悪い気運を遮断できる経穴で、ストレスの解消に役に立ちます。

暮らしのワンポイントアドバイス

ストレスが続くと、低下した免疫力をはじめとする体の機能を助けようと、栄養素がどんどん使われ、不足していきます。したがって、意識して栄養素を多く摂るようにしましょう。

たとえば、ピーマン、イチゴ、レモン、オレンジなどに多く含まれるビタミンCは、ストレスに効く副腎皮質ホルモンをつくるはたらきをします。イライラするときに効果的なのは、ビタミンB_1やカルシウムです。前者は、豚肉、白米、ゴマ、そばなどに、後者は小松菜や小魚などに多く含まれているので、積極的に摂ってください。

また、当たり前ではありますが、規則正しい生活を送り、体質に合った栄養バランスのよい食事を心がけるのが、最大の予防です。

そして、できるだけ前向きな考え方をするように心がけます。いやなことは心にしまっておかずに、家族や友人に話しましょう。そして、趣味をとおしてストレスを解消します。

ストレスで胸が苦しくなったり怒りっぽくなった場合は、腹式呼吸を約10分します。深く息を吸って、お腹まで息が入るようにしてください。腹式呼吸をすると血圧が下がり、心拍数が落ち着くにつれて、心も落ち着いていくはずです。

うつ

原因

さまざまな心的要因、ショック、過度なストレスや業務、甲状腺機能の異常、事故による心身の後遺症など、原因はいろいろです。とくに、思春期、更年期、妊娠や出産前後、慢性的な病気がある場合には、起きやすくなります。

治療方法

原因を探り、薬と心理的な治療を並行します。精神面が原因の場合は、韓方医か専門医の診察を受けてください。

家族や友人がうつ状態になった場合、大切なのは決して追い込まないことです。本人のペースを尊重し、なるべくそっと見守りましょう。

暮らしのワンポイントアドバイス

ストレスのときと同じく、前向きな考え方をするように心がけます。集中力や意欲がなくなったり、不安感や自責の念が強くなったりするので、一人でいる時間をできるだけ減らすことが大切です。

家族や友人に助けを求め、会話を増やしましょう。親しい人との会話によって気分転換でき、精神的な孤立感から逃れられます。仲間といっしょに運動したり、趣味を楽しむのも、効果的です。

韓方医学では、太陽の日差しを「陽の気運」と考えます。陽気は発散する性質が強いため、日光に当たると気分が晴れると古くからいわれてきました。事実、日光はセロトニンという神経伝達物質を増やし、気分を晴らす効果があることが、現代(西洋)医学のさまざまな研究によって明らかになっています。

気分が落ち込んでいるときは、食欲もなくなりがちですが、なるべく規則正しい時間に、心に落ち着きを与える食べものを摂りましょう。

マグネシウムは心の緊張をほぐすはたらきがあるといわれています。マグネシウムが豊富な食べものは、ゴマ、豆腐、サケ、オリーブなどです。また、カボチャに含まれているビタミンB・E、ベータカロチンは神経を落ち着かせ、昆布やワカメに多く含まれているミネラルはゆううつな気分を晴らす効果があります。日常の食生活に、これらをぜひ取り入れてください。

韓方実践
体も心もスッキリ！
2）心の症状編

不眠症

原因

昼夜逆転などのまちがった睡眠の習慣や睡眠環境、病気による痛みなどで発生します。不安、緊張、うつなどの精神的な原因も関係します。

治療方法

精神的に落ち着かせ、熟睡できるようにします。百会穴（86ページ参照）や中衝穴を押しましょう。

百会穴を押すと、全身の疲れやボーッとしている頭がスッキリし、熟睡できるようになります。

中衝穴は、手の甲を上にしたとき、中指の爪のすぐの下の部分です。ここを親指で押すと、血液の循環が助けられ、心が落ち着きます。

暮らしのワンポイントアドバイス

熟睡するためには、細かい悩みを忘れるような努力が必要です。

ラジオやステレオの音を消して、明かりを弱くします。室内温度は、年間通してやや涼しいぐらいが効果的です。そして、睡眠中は体温を一定に維持したほうがよいので、真夏でもふとんを必ずかけるようにします。

枕も熟睡の大切なアイテムです。あまり高くない、そばがらや乾燥させた菊の花びらを使った枕で眠ると、スッキリするでしょう。

寝る4～6時間前になったら、コーヒーや炭酸飲料などカフェインが入っている飲みものは避けましょう。カフェインは脳の覚醒効果があるので、熟睡できなくなるからです。寝る前の暴食はもちろんよくありませんが、軽い夜食として牛乳、バナナ、カボチャの煮物などは、おすすめです。

また、ナツメ茶（112ページ参照）も効果があります。ナツメは胃腸や脾臓を楽にして、体の緊張を取り除くからです。

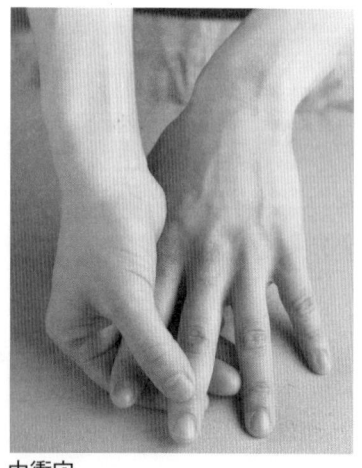

中衝穴

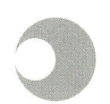

自律神経失調症

原因

極度なストレスに加えて、不規則な食事や睡眠不足などが続くと、体のリズムが乱れ、引き起こされます。全身の活動力を高めるはたらきをする交感神経と、心拍数を抑えて内臓のはたらきを活発にする副交感神経によって成り立つ自律神経系統のバランスが、とれなくなるからです。

検査をしても異常がないのに、めまい、頭痛、頭が重い、動悸、食欲不振、眠れない、ゆううつ感が続くというのが、典型的な症状です。

治療方法

交感神経と副交感神経のバランスをとり、精神の安定を保ちます。症状ごとに効果的なツボを押してください。

頭痛や頭が重いときは百会穴（86ページ参照）、めまいや元気がないときは湧泉穴（91ページ参照）、ストレス解消には合谷穴（93ページ参照）が効果的です。

また、首や肩、背中がひどくこるときは、血行をよくすることが大切です。韓方医で針治療を受けるのもよいと思います。体が軽くなり、心も晴れ晴れとするでしょう。

暮らしのワンポイントアドバイス

過労やストレスを避け、十分な休息をとります。そして、前向きな考え方と趣味や運動などで、ストレスを解消しましょう。

体が元気になると、食欲が増し、よく眠れるようになるはずです。その結果、気がみなぎり、心の健康へとつながっていきます。

ただし、無理は禁物。たとえば、少し時間があるときに肩や首を回すだけでも、こりがとれてスッキリします。天気のよい日はウォーキングがおすすめです。

食生活では、カフェインが含まれた食品、刺激物、お酒を控え、ビタミンB1、カルシウム、レシチンの豊富な食べものを摂るようにします。

ビタミンB1を多く含むのは豚肉や大豆など、カルシウムを多く含むのは小松菜、桜エビ、しらす干し、ひじきなど、レシチンを多く含むのは卵黄、ゴマ、レバーなどです。

【著者紹介】
キム・ソヒョン（金昭亨、KIM SO HYUNG）
1969年　韓国ソウル生まれ。
1993年　ミス・コリアに選出。
1994年　又石大学韓医学科卒業。
現　在　amicareキム・ソヒョン韓医院院長。
　　　　女性の美と健康を提唱する韓方医学の第一人者として、韓国で多くのテレビ番組に出演するとともに多くの健康書を執筆。日本の女性からも絶大な支持をうけている。
著書など　『コリアン・ダイエット』（光文社、2004年）、『子宮美人からはじめよう』（小学館、2007年）、「キム・ソヒョン先生の韓方デトックス（DVD）」（ポニーキャニオン、2006年）

問い合わせ先■株式会社リンクス☎03-5721-4888

【訳者紹介】
イム・チュヒ（林周禧）
1964年　韓国ソウル生まれ。
1981年　両親の仕事の関係で来日。
現　在　NHK国際放送局アナウンサー。早稲田大学、NHK文化センター青山校韓国語講師。美容関係にも関心が高く、女性誌を中心に韓国最新美容情報をレポートしている。

はじめての韓方

2009年11月25日・初版発行

著　者●キム・ソヒョン
訳　者●イム・チュヒ

©KIM SO HYUNG, 2009, Printed in Japan

発行者・大江正章
発行所・コモンズ
東京都新宿区下落合 1-5-10-1002
☎03-5386-6972 FAX03-5386-6945
振替　00110-5-400120

info@commonsonline.co.jp
http://www.commonsonline.co.jp/

企画・編集／高石洋子
撮影／新井鏡子・田上幸代
モデル／須藤かよ・熊谷智美
イラスト／遠藤たかこ
企画協力／株式会社リンクス

印刷／東京創文社　製本／東京美術紙工
乱丁・落丁はお取り替えいたします。
ISBN 978-4-86187-062-0 C0047

◆コモンズの本◆

買ってもよい化粧品 買ってはいけない化粧品	境野米子	1100円
肌がキレイになる!! 化粧品選び	境野米子	1300円
プチ事典 読む化粧品	萬＆山中登志子編著	1400円
あなたを守る子宮内膜症の本	日本子宮内膜症協会	1800円
水とガンの深い関係 都市の水は安全なのか	河野武平	1600円
切らずに治す がん重粒子線治療がよくわかる本	辻井博彦・遠藤真広	1600円
森林療法のすすめ 癒しの森で心身をリフレッシュ	上原巌	1600円
28歳 意識不明1ヵ月からの生還 みんなのおかげで	内田啓一	1600円
自然の恵みのやさしいおやつ	河津由美子	1350円
郷土の恵みの和のおやつ	河津由美子	1400円
食べることが楽しくなるアトピッ子 料理ガイド	アトピッ子地球の子ネットワーク	1400円
ごはん屋さんの野菜いっぱい和みレシピ	米原陽子	1500円
シェフが教える家庭で作れるやさしい肴	吉村千彰	1600円
米粉食堂へようこそ	サカイ優佳子・田平恵美	1500円
食は「いのち」偽装などもってのほか あなたのいのちを守る安全な食べもの百科	西川栄郎編著	2500円
エコ・エコ料理とごみゼロ生活	早野久子	1400円
危ない健康食品から身を守る本	植田武智	1400円
花粉症を軽くする暮らし方	赤城智美・吉村史郎	1300円
危ない電磁波から身を守る本	植田武智	1400円
しのびよる電磁波汚染	植田武智	1400円
そのおもちゃ安全ですか	深沢三穂子	1400円
健康な住まいを手に入れる本	小若順一・高橋元・相根昭典編著	2200円
自分らしい住まいを建築家とつくる	原真	1700円
女性が安心してマンションを買える本	木原和代	1400円
無農薬サラダガーデン	和田直久	1600円
感じる食育 楽しい食育	サカイ優佳子・田平恵美	1400円
わたしと地球がつながる食農共育	近藤惠津子	1400円
北朝鮮の日常風景	石任生撮影・安海龍文・韓興鉄訳	2200円
『マンガ嫌韓流』のここがデタラメ	太田修・朴一ほか	1500円

(価格は税別)